U0335279

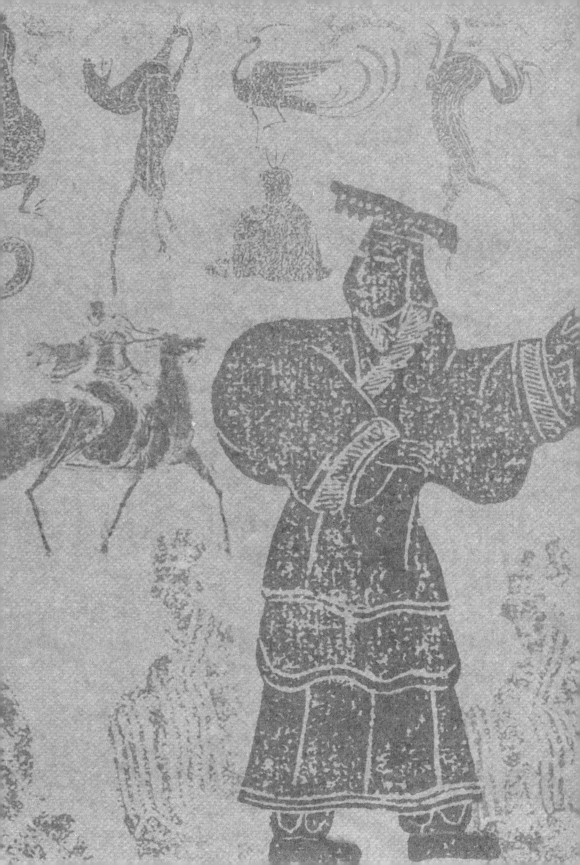

中国古医籍整理丛书

本草通玄

明·李中梓　著

付先军　周扬　范磊　王全利　校注

中国中医药出版社

·北 京·

图书在版编目（CIP）数据

本草通玄／（明）李中梓著；付先军等校注.—北京：中国中医药出版社，2015.12

（中国古医籍整理丛书）

ISBN 978 - 7 - 5132 - 2970 - 8

Ⅰ.①本… Ⅱ.①李… ②付… Ⅲ.①本草 - 中国 - 明代
Ⅳ.①R281.3

中国版本图书馆 CIP 数据核字（2015）第 290034 号

中 国 中 医 药 出 版 社 出 版
北京市朝阳区北三环东路 28 号易亨大厦 16 层
邮政编码　100013
传真　010 64405750
三河市鑫金马印装有限公司印刷
各地新华书店经销

*

开本 710 × 1000　1/16　印张 10.5　字数 50 千字
2015 年 12 月第 1 版　2015 年 12 月第 1 次印刷
书　号　ISBN 978 - 7 - 5132 - 2970 - 8

*

定价　35.00 元
网址　www. cptcm. com

国家中医药管理局
中医药古籍保护与利用能力建设项目
组织工作委员会

主 任 委 员 王国强

副 主 任 委 员 王志勇　李大宁

执 行 主 任 委 员 曹洪欣　苏钢强　王国辰　欧阳兵

执行副主任委员 李　昱　武　东　李秀明　张成博

委　　　　员

各省市项目组分管领导和主要专家

　　（山东省）武继彪　欧阳兵　张成博　贾青顺

　　（江苏省）吴勉华　周仲瑛　段金廒　胡　烈

　　（上海市）张怀琼　季　光　严世芸　段逸山

　　（福建省）阮诗玮　陈立典　李灿东　纪立金

　　（浙江省）徐伟伟　范永升　柴可群　盛增秀

　　（陕西省）黄立勋　呼　燕　魏少阳　苏荣彪

　　（河南省）夏祖昌　刘文第　韩新峰　许敬生

　　（辽宁省）杨关林　康廷国　石　岩　李德新

　　（四川省）杨殿兴　梁繁荣　余曙光　张　毅

各项目组负责人

　　王振国（山东省）　王旭东（江苏省）　张如青（上海市）

　　李灿东（福建省）　陈勇毅（浙江省）　焦振廉（陕西省）

　　蔡永敏（河南省）　鞠宝兆（辽宁省）　和中浚（四川省）

前　言

　　中医药古籍是传承中华优秀文化的重要载体，也是中医学传承数千年的知识宝库，凝聚着中华民族特有的精神价值、思维方法、生命理论和医疗经验，不仅对于传承中医学术具有重要的历史价值，更是现代中医药科技创新和学术进步的源头和根基。保护和利用好中医药古籍，是弘扬中国优秀传统文化、传承中医学术的必由之路，事关中医药事业发展全局。

　　1949 年以来，在政府的大力支持和推动下，开展了系统的中医药古籍整理研究。1958 年，国务院科学规划委员会古籍整理出版规划小组在北京成立，负责指导全国的古籍整理出版工作。1982 年，国务院古籍整理出版规划小组召开全国古籍整理出版规划会议，制定了《古籍整理出版规划（1982—1990）》，卫生部先后下达了两批 200 余种中医古籍整理任务，掀起了中医古籍整理研究的新高潮，对中医文化与学术的弘扬、传承和发展，发挥了极其重要的作用，产生了不可估量的深远影响。

　　2007 年《国务院办公厅关于进一步加强古籍保护工作的意见》明确提出进一步加强古籍整理、出版和研究利用，以及

"保护为主、抢救第一、合理利用、加强管理"的方针。2009年《国务院关于扶持和促进中医药事业发展的若干意见》指出，要"开展中医药古籍普查登记，建立综合信息数据库和珍贵古籍名录，加强整理、出版、研究和利用"。《中医药创新发展规划纲要（2006—2020)》强调继承与创新并重，推动中医药传承与创新发展。

2003～2010年，国家财政多次立项支持中国中医科学院开展针对性中医药古籍抢救保护工作，在中国中医科学院图书馆设立全国唯一的行业古籍保护中心，影印抢救濒危珍本、孤本中医古籍1640余种；整理发布《中国中医古籍总目》；遴选351种孤本收入《中医古籍孤本大全》影印出版；开展了海外中医古籍目录调研和孤本回归工作，收集了11个国家和2个地区137个图书馆的240余种书目，基本摸清流失海外的中医古籍现状，确定国内失传的中医药古籍共有220种，复制出版海外所藏中医药古籍133种。2010年，国家财政部、国家中医药管理局设立"中医药古籍保护与利用能力建设项目"，资助整理400余种中医药古籍，并着眼于加强中医药古籍保护和研究机构建设，培养中医古籍整理研究的后备人才，全面提高中医药古籍保护与利用能力。

在此，国家中医药管理局成立了中医药古籍保护和利用专家组和项目办公室，专家组负责项目指导、咨询、质量把关，项目办公室负责实施过程的统筹协调。专家组成员对古籍整理研究具有丰富的经验，有的专家从事古籍整理研究长达70余年，深知中医药古籍整理研究的重要性、艰巨性与复杂性，履行职责认真务实。专家组从书目确定、版本选择、点校、注释等各方面，为项目实施提供了强有力的专业指导。老一辈专家的学术水平和智慧，是项目成功的重要保证。项目承担单位山东中医药大学、南京中医药大学、上海中医药大学、福建中医药大学、浙江省中医药研究院、陕西省中医药研究院、河南省中医药研究院、辽宁中医药大学、成都中医药大学及所在省市中医药管理部门精心组织，充分发挥区域间互补协作的优势，并得到承担项目出版工作的中国中医药出版社大力配合，全面推进中医药古籍保护与利用网络体系的构建和人才队伍建设，使一批有志于中医学术传承与古籍整理工作的人才凝聚在一起，研究队伍日益壮大，研究水平不断提高。

本着"抢救、保护、发掘、利用"的理念，该项目重点选择近60年未曾出版的重要古医籍，综合考虑所选古籍的保护价值、学术价值和实用价值。400余种中医药古籍涵盖了医经、基础理论、诊法、伤寒金匮、温病、本草、方书、内科、外科、女科、儿科、伤科、眼科、咽喉口齿、针灸推拿、养生、医案医话医论、医史、临证综合等门类，跨越唐、宋、金元、明以迄清末。全部古籍均按照项目办公室组织完成的行业标准《中医古籍整理规范》及《中医药古籍整理细则》进行整理校注，绝大多数中医药古籍是第一次校注出版，一批孤本、稿本、抄本更是首次整理面世。对一些重要学术问题的研究成果，则集中收录于各书的"校注说明"或"校注后记"中。

"既出书又出人"是本项目追求的目标。近年来，中医药古籍整理工作形势严峻，老一辈逐渐退出，新一代普遍存在整理研究古籍的经验不足、专业思想不坚定等问题，使中医古籍整理面临人才流失严重、青黄不接的局面。通过本项目实施，搭建平台，完善机制，培养队伍，提升能力，经过近5年的建设，锻炼了一批优秀人才，老中青三代齐聚一堂，有效地稳定了研究队伍，为中医药古籍整理工作的开展和中医文化与学术的传承提供必备的知识和人才储备。

本项目的实施与《中国古医籍整理丛书》的出版，对于加强中医药古籍文献研究队伍建设、建立古籍研究平台，提高古籍整理水平均具有积极的推动作用，对弘扬我国优秀传统文化，推进中医药继承创新，进一步发挥中医药服务民众的养生保健与防病治病作用将产生深远影响。

第九届、第十届全国人大常委会副委员长许嘉璐先生，国家卫生计生委副主任、国家中医药管理局局长、中华中医药学会会长王国强先生，我国著名医史文献专家、中国中医科学院马继兴先生在百忙之中为丛书作序，我们深表敬意和感谢。

由于参与校注整理工作的人员较多，水平不一，诸多方面尚未臻完善，希望专家、读者不吝赐教。

国家中医药管理局中医药古籍保护与利用能力建设项目办公室
二〇一四年十二月

许 序

　　"中医"之名立，迄今不逾百年，所以冠以"中"字者，以别于"洋"与"西"也。慎思之，明辨之，斯名之出，无奈耳，或亦时人不甘泯没而特标其犹在之举也。

　　前此，祖传医术（今世方称为"学"）绵延数千载，救民无数；华夏屡遭时疫，皆仰之以度困厄。中华民族之未如印第安遭染殖民者所携疾病而族灭者，中医之功也。

　　医兴则国兴，国强则医强。百年运衰，岂但国土肢解，五千年文明亦不得全，非遭泯灭，即蒙冤扭曲。西方医学以其捷便速效，始则为传教之利器，继则以"科学"之冕畅行于中华。中医虽为内外所夹击，斥之为蒙昧，为伪医，然四亿同胞衣食不保，得获西医之益者甚寡，中医犹为人民之所赖。虽然，中国医学日益陵替，乃不可免，势使之然也。呜呼！覆巢之下安有完卵？

　　嗣后，国家新生，中医旋即得以重振，与西医并举，探寻结合之路。今也，中华诸多文化，自民俗、礼仪、工艺、戏曲、历史、文学，以至伦理、信仰，皆渐复起，中国医学之兴乃属必然。

迄今中医犹为国家医疗系统之辅，城市尤甚。何哉？盖一则西医赖声、光、电技术而于20世纪发展极速，中医则难见其进。二则国人惊羡西医之"立竿见影"，遂以为其事事胜于中医。然西医已自觉将入绝境：其若干医法正负效应相若，甚或负远逾于正；研究医理者，渐知人乃一整体，心、身非如中世纪所认定为二对立物，且人体亦非宇宙之中心，仅为其一小单位，与宇宙万象万物息息相关。认识至此，其已向中国医学之理念"靠拢"矣，虽彼未必知中国医学何如也。唯其不知中国医理何如，纯由其实践而有所悟，益以证中国之认识人体不为伪，亦不为玄虚。然国人知此趋向者，几人？

国医欲再现宋明清高峰，成国中主流医学，则一须继承，一须创新。继承则必深研原典，激清汰浊，复吸纳西医及我藏、蒙、维、回、苗、彝诸民族医术之精华；创新之道，在于今之科技，既用其器，亦参照其道，反思己之医理，审问之，笃行之，深化之，普及之，于普及中认知人体及环境古今之异，以建成当代国医理论。欲达于斯境，或需百年欤？予恐西医既已醒悟，若加力吸收中医精粹，促中医西医深度结合，形成21世纪之新医学，届时"制高点"将在何方？国人于此转折之机，能不忧虑而奋力乎？

予所谓深研之原典，非指一二习见之书、千古权威之作；就医界整体言之，所传所承自应为医籍之全部。盖后世名医所著，乃其秉诸前人所述，总结终生行医用药经验所得，自当已成今世、后世之要籍。

盛世修典，信然。盖典籍得修，方可言传言承。虽前此50余载已启医籍整理、出版之役，惜旋即中辍。阅20载再兴整理、出版之潮，世所罕见之要籍千余部陆续问世，洋洋大观。

今复有"中医药古籍保护与利用能力建设"之工程，集九省市专家，历经五载，董理出版自唐迄清医籍，都400余种，凡中医之基础医理、伤寒、温病及各科诊治、医案医话、推拿本草，俱涵盖之。

噫！璐既知此，能不胜其悦乎？汇集刻印医籍，自古有之，然孰与今世之盛且精也！自今而后，中国医家及患者，得览斯典，当于前人益敬而畏之矣。中华民族之屡经灾难而益蕃，乃至未来之永续，端赖之也，自今以往岂可不后出转精乎？典籍既蜂出矣，余则有望于来者。

谨序。

第九届、十届全国人大常委会副委员长

许嘉璐

二〇一四年冬

王 序

　　中医学是中华民族在长期生产生活实践中，在与疾病作斗争中逐步形成并不断丰富发展的医学科学，是中国古代科学的瑰宝，为中华民族的繁衍昌盛作出了巨大贡献，对世界文明进步产生了积极影响。时至今日，中医学作为我国医学的特色和重要医药卫生资源，与西医学相互补充、相互促进、协调发展，共同担负着维护和促进人民健康的任务，已成为我国医药卫生事业的重要特征和显著优势。

　　中医药古籍在存世的中华古籍中占有相当重要的比重，不仅是中医学术传承数千年最为重要的知识载体，也是中医为中华民族繁衍昌盛发挥重要作用的历史见证。中医药典籍不仅承载着中医的学术经验，而且蕴含着中华民族优秀的思想文化，凝聚着中华民族的聪明智慧，是祖先留给我们的宝贵物质财富和精神财富。加强对中医药古籍的保护与利用，既是中医学发展的需要，也是传承中华文化的迫切要求，更是历史赋予我们的责任。

　　2010 年，国家中医药管理局启动了中医药古籍保护与利用能力建设项目。这既是传承中医药的重要工程，也是弘扬优秀民族文化的重要举措，不仅能够全面推进中医药的有效继承和创新发展，为维护人民健康做出贡献，也能够彰显中华民族的璀璨文化，为实现中华民族伟大复兴的中国梦作出贡献。

　　相信这项工作一定能造福当今，嘉惠后世，福泽绵长。

国家卫生与计划生育委员会副主任

国家中医药管理局局长

中华中医药学会会长

王国强

二〇一四年十二月

马 序

　　新中国成立以来，党和国家高度重视中医药事业发展，重视古籍的保护、整理和研究工作。自 1958 年始，国务院先后成立了三届古籍整理出版规划小组，分别由齐燕铭、李一氓、匡亚明担任组长，主持制订了《整理和出版古籍十年规划（1962—1972）》《古籍整理出版规划（1982—1990）》《中国古籍整理出版十年规划和"八五"计划（1991—2000）》等，而第三次规划中医药古籍整理即纳入其中。1982 年 9 月，卫生部下发《1982—1990 年中医古籍整理出版规划》，1983 年 1 月，中医古籍整理出版办公室正式成立，保证了中医古籍整理出版规划的实施。2002 年 2 月，《国家古籍整理出版"十五"（2001—2005）重点规划》经新闻出版署和全国古籍整理出版规划领导小组批准，颁布实施。其后，又陆续制定了国家古籍整理出版"十一五"和"十二五"重点规划。国家财政多次立项支持中国中医科学院开展针对性中医药古籍抢救保护工作，文化部在中国中医科学院图书馆专门设立全国唯一的行业古籍保护中心，国家先后投入中医药古籍保护专项经费超过 3000 万元，影印抢救濒危珍、善、孤本中医古籍 1640 余种，开展了海外中医古籍目录调研和孤本回归工作。2010 年，国家财政部、国家中医药管理局安排国家公共卫生专项资金，设立了"中医药古籍保护与利用能力建设项目"，这是继 1982～1986 年第一批、第二批重要中医药古籍整理之后的又一次大规模古籍整理工程，重点整理新中国成立后未曾出版的重要古籍，目标是形成并普及规范的通行本、传世本。

为保证项目的顺利实施，项目组特别成立了专家组，承担咨询和技术指导，以及古籍出版之前的审定工作。专家组中的许多成员虽逾古稀之年，但老骥伏枥，孜孜不倦，不仅对项目进行宏观指导和质量把关，更重要的是通过古籍整理，以老带新，言传身教，培养一批中医药古籍整理研究的后备人才，促进了中医药古籍保护和研究机构建设，全面提升了我国中医药古籍保护与利用能力。

作为项目组顾问之一，我深感中医药古籍保护、抢救与整理工作的重要性和紧迫性，也深知传承中医药古籍整理经验任重而道远。令人欣慰的是，在项目实施过程中，我看到了老中青三代的紧密衔接，看到了大家的坚持和努力，看到了年轻一代的成长。相信中医药古籍整理工作的将来会越来越好，中医药学的发展会越来越好。

欣喜之余，以是为序。

中国中医科学院研究员

马继兴

二〇一四年十二月

校注说明

　　《本草通玄》作者李中梓（1588—1655），字士材，号念莪，又号尽凡居士，为明末云间（今上海松江）人，长期寓居苏州。弟子有沈朗仲、马俶、尤乘、华藻等。李氏著有《内经知要》2卷，《药性解》6卷，《医宗必读》10卷、《伤寒括要》2卷，《本草通玄》2卷，《病机沙篆》2卷，《诊家正眼》2卷，《删补颐生微论》4卷，《李中梓医案》等。其中《诊家正眼》《本草通玄》《病机沙篆》三书，经尤乘1667年增订汇刊在一起，署曰《士材三书》。

　　《本草通玄》临床实用性强，补充了李中梓长期的临床实践经验，为药学增添了新的内容，并纠正了世俗用药偏见与记载错误，所以本书的研究对中医临床组方用药具有非常重要的指导意义。

　　本书约刊于明末。《中国医籍考》认为此书可能是李氏晚年之作，有"成书于清顺治十二年（1655）"之说。1667年又经尤乘增订，收入《士材三书》中。流传最广的是经尤乘校定的《士材三书》本，自康熙六年（1667）初刊以来，已翻印20余次，各地多藏。另外还有日本元禄七年（1694）序刊本。比较少见的是康熙十七年（1678）吴三桂建立大周后在云南所刻的单行本。

　　经调研发现，康熙十七年吴三桂建立大周后在云南所刻的单行本（简称"云南本"）是现存单行本中年代最远、最接近原书成书年代的。另外云南本中"序""重刻本草通玄序""本

草通玄序""本草通玄凡例"等内容保留完整，而其他版本没有这些内容。云南本字迹清晰，刻印质量高，错误率非常低。故本次整理，以康熙十七年（1678）吴三桂建立大周后在云南所刻的单行本为底本。以日本元禄七年（1694）序刊本（简称"元禄本"）为主校本，以康熙戊子（1708）年大盛堂梓行《士材三书》本（简称"《士材三书》本"）为参校本，他校则旁涉《本草纲目》（明万历三十一年夏良心、张鼎思江西刻本）等书的内容。

本次整理，采用对校为主、四校合参的方法，具体整理原则如下：

1. 原书为竖排繁体，今改为横排简体，并加标点。原书"按"后内容字号同正文，为阅读方便，现改成小号字体。

2. 凡底本无误，校本有误者，一律不出校记。

3. 底本与校本不同，两者俱通，但难以断定是非者，保存底本原貌，出校记说明。

4. 底本中的俗写字、异体字、古体字统一以规范字律齐，不出校记。底本漫漶不清、脱漏之文字，用虚阙号"□"表示，不另出注。

5. 底本因俗写、误写等出现的药名，改为当今规范药名，不出注。如：柯子改为诃子，豨莶改为豨莶，篦麻改为蓖麻，黄蓍改为黄芪，黄檗改为黄檗、白芨改为白及等。

6. 底本中的通假字，出校记说明通假关系，并征引书证进行注释。

7. 底本卷上、卷下后原有"云间李中梓士材甫著三韩吴世理玄甫订"等字，今一并删去。

序

　　治医犹治国也，视其不足者补之而已。宣尼①之言政曰：足食足兵。使轩岐而录其要言，则必曰：足荣足卫耳。夫天之予人无弗足者，自私智以劳其心，长饮以损其脾，于是气乏精摇而筋力减益，自智计生而人日趋于不足也。良工察于五味，操盈把之，药甫投匕，而病者霍然起，盖补其不足者尔。有操守中②之说者曰：得吾之术，俄顷而三关理，黄庭③固。恶用是根荄者为哉？然而导引按摩，疾不可去，而其人者日以倦。琴川喟然叹曰：是未读李氏本草也。治疾不可废药，犹治国不可废道也。今有管夷吾④者，出则军令必寄也；有魏庶子⑤者，用

---

　　①　宣尼：即孔子。西汉平帝元始元年（1）追谥孔子为褒成宣尼公，后因称孔子为宣尼。

　　②　守中：《老子》有所谓"多言数穷，不如守中"之说，后世道家借用"守中"一词，力劝人们修炼，而"守中"的核心，在于追求恢复先天的本来真性。此处借指导引吐纳。

　　③　黄庭：指中央。《黄庭内景经》务成子题解："黄者，中央之色也；庭者，四方之中也。外指事即天中、人中、地中，内指事即脑中、心中、脾中，故曰黄庭。"亦特指脾，一说为体中的虚拟之所。宋代沈括《梦溪笔谈·象术一》："古人以黄庭为脾。不然也，黄庭有名而无所，冲气之所在也。"

　　④　管夷吾：即管仲，名夷吾。提出"作内政而寄军令"的兵制改革原则。

　　⑤　魏庶子：即商鞅。商鞅年轻时在魏国相国公叔痤手下担任中庶子，因名魏庶子。

则农战宜讲也；中国相司马①，则旧章宜守也。漆园氏②牧马之喻曰去其害马者，损有余之谓也；牧羊之喻曰视其后者而鞭之，补不足之谓也。苟毋讳其不足，则参苓以下、溲勃③以上皆有所补，皆得效，其所补而无不足矣。琴川之论如此，行将持以佐圣主致雍熙④，俾天下无不足焉。岂曰小补之哉！

---

　　① 中国相司马："中国"指中原地区，此指北宋。"司马"，即司马光，因司马光做过北宋的宰相，在政治上，司马光守旧，竭力反对神宗支持的王安石变法。

　　② 漆园氏：指庄子，因庄子做过蒙邑漆园（今安徽省蒙城县）吏，所以后人称为漆园氏。

　　③ 溲勃："牛溲马勃"之略语，语本唐韩愈《进学解》："玉札丹砂，赤箭青芝，牛溲马勃，败鼓之皮，俱收并蓄，待用无遗者，医师之良也。"后多用以喻粗贱之物。

　　④ 雍熙：和乐升平。《全唐诗·奉酬中书相公至日圆丘摄事，合于中书后阁宿斋移止之作》："年年佐尧舜，相与致雍熙。"

重刻本草通玄序

医学本利济之书，往往起死肉骨①，易疾痛而予以生全，厥功不细。以故孝子仁人，靡不究心。因叹神农氏尝百草，一日而遇七十二毒，可谓劳心天下，恫瘝乃身②矣！谁谓上古神圣，因任自然，端拱清宫，坐享无为之化哉？《内经素问》而后，岐黄宗旨，代有闻人，人有秘说。然欲按脉主方、对症发药，端自究心本草。始顾其为书，发明既多，指归亦异。主乎约者，或失则漏；主乎博者，或失则支。求其约而能该，博而有要，未有若李氏之《本草通玄》者也。李君中梓，字士材，云间高士，其他著述如林，世争宝之，兹不复赘。独是《通玄》之为本草诸书冠也。其灿然胪列犹是药品也，而简切著明，咫尺片言而具寻丈之势，是他书之药品犹蹊径，而《通玄》则跨海登山矣；其去非存是，犹是辑论也，而精当浑确，开卷数语而破千古之疑，是他书之辑论犹门户，而《通玄》则升堂入室矣。若乃人详我略，我略人详，言人之所难言，发人之所未发，则信乎通之无不通，斯玄之无不玄矣。其为本草诸书冠也，不亦宜乎！予珍藏是书久矣，自念家世从③□□□□□□□□□

---

① 起死肉骨：即"起死人肉白骨"之简称，语出《国语·吴语》："君王之于越也，医起死人而肉白骨也。"把死人救活，使白骨再长出肉来。引申为治病救人。

② 恫瘝（tōngguān 通关）乃身：谓对民间疾苦感同身受，看作是自己的痛苦。语出《尚书·康诰》："恫瘝乃身，敬哉。"恫：痛。瘝：病。

③ 自念家世从：底本此后被剜掉18字，可能是因与吴三桂之家世有关而被特意剜去。

□□□□□□□□□。而予方且优游昆海①，则所以起斯世疮痍，而跻吾民于寿域者，固其素志乃利济，有如是书而不刊布，是岂予之志哉！况金碧近称首善，□②天府图书征求宜广，而中原方事戎马，书坊旧版安知不即付之荒烟蔓草中也，是尤不可以不刻也。殆将使按脉主方、对症发药者永有指归，不致惑于旁门别径，是则李氏先得我心之所同然③耳。如谓李氏之书必待予而传也，则吾岂敢。

---

① 昆海：指滇池，又名昆明湖，古称滇南泽。在部分古诗文中，曾称作昆池、昆明池、滇海、昆海、昆阳海等。

② □：底本漫漶，疑作"应"。1678 年吴三桂在衡州（今衡阳）称帝，称衡州为"应天府"，国号大周建元昭武。

③ 同然：犹相同。《孟子·告子上》："心之所同然者何也？谓理也，义也。"

本草通玄序

　　盖闻纷于学者靡穷，原于道者不匮。近从吾师士翁①游，信斯言之不诬也。吾师以名臣子为天下才，幼中奇疴，法无生理，遇至人授以谷神②秘旨，乃霍然回春。长嗜典章，若亲饴蔗，凡内典玄经、坟索③子史、天官地舆、孙吴④医卜等书，尽探微渺。秋闱之翮⑤再振而大风下之，遂遍参尊宿，亲见滹沱⑥，曩⑦受三峰⑧之印⑨，迩传双径⑩之衣⑪行，且谱传灯⑫矣。有著述数十种行世，强半为岐黄家言，哙⑬炙人口，匪朝伊夕。

---

　　①　士翁：指李士材。

　　②　谷神：古代道家用语，指空虚无形而变化莫测、永恒不灭的"道"。此处借指道家。

　　③　坟索：旧说伏羲、神农、黄帝的书是三坟，八卦之说是八索，合称坟索，泛指古代典籍。《三国志·魏志·管宁传》："敷陈坟索，坐而论道。"

　　④　孙吴：《孙子兵法》与《吴子》的简称，在此泛指兵书。

　　⑤　翮（hé 合）：鸟羽根，代指翅膀。《尔雅·释器》："羽本谓之翮。"郭璞注："翮，鸟羽根也。"

　　⑥　滹沱（hūtuó 呼驼）：水名，即滹沱河。

　　⑦　曩（nǎng）：从前，以往。《尔雅》："曩，久也。"

　　⑧　三峰："三峰"，即三峰禅院（今三峰清凉禅寺），居江苏省常熟市境内虞山之第三峰，故名。

　　⑨　印：即法印，佛教徒用以鉴别佛法真伪的标准。

　　⑩　双径：即径山，在浙江西部，有东西二径，山上有径山寺，是中国和日本佛教临济宗的祖庭（发祥地）。

　　⑪　衣：即传衣，谓传授师法或继承师业。

　　⑫　传灯：亦作"传镫"。佛家指传法。佛法犹如明灯，能破除迷暗，故称。唐崔颢《赠怀一上人》诗："传灯遍都邑，杖锡游王公。"

　　⑬　哙：通"快"，畅快。《淮南子·精神训》："当此之时，哙然得卧，则亲戚兄弟，欢然而喜。"

以故四方乞刀圭者，往匕向深烟远霞之间，屡尝满户，外而就正①灵兰者，更仆难数，各请指玄，迄无虚晷②。吾师酬给罔暇，因论本草一书，上自炎皇，下迄汉唐宋明，无虑剞劂③充栋，第引而未发之旨，舛而承讹之弊，不可枚举。业已有旧刻二种，未遑馨阐其幽，悉简其误，用是复奋编摩，重严考订，扼要删繁，洞筋擢髓，成本草二卷，命曰《通玄》。夫玄者，众妙之门，常情所未能通者也。一经拈出，久昧忽彰，素所荆榛辟为坦道，撷千贤之髓，酿就醍醐；炼九还之丹，沛为甘澍。匪直学综百代，而且识旷千秋；匪直指南一世，而且司铎万祀来也。不敏庄读一过，而形越神超，敢不捐金以付杀青，公之同人，俾司命者目有光明，即乞命者算无夭折，何莫非吾师之湛恩秒泽也哉！方今之颂我师者，都比之南阳、易水，间以为神异，讵知吾师出维摩之眼，续济下之灯，诚是无漏，国中留伊不住，却来烟坞，且卧寒沙，倘所称原于道者非耶，彼炎皇奥旨，特纷学中一微尘耳！若从是以知师，仅窥一斑，全豹隐矣。此尼山所以泣麟④，卞和所以泣玉⑤也。

新安门人戴子来百拜谨识

戊午春昆明子厚黄中立书于种杏斋

---

① 就正：向人求教，以匡正学识文章的讹误。常用作谦辞。语本《论语·学而》："君子食无求饱，居无求安，敏于事而慎于言，就有道而正焉，可谓好学也已。"

② 晷（guǐ 鬼）：日影。《说文》："晷，日景也。"

③ 剞劂（jījué 机绝）：雕版，刻印。清沈初《西清笔记·纪典故》："内廷有奉诏编纂《官史》一书，不授剞劂。"

④ 尼山所以泣麟：孔子因乱世获麟而涕泣。古代以为麟是仁兽，天下太平时乃出现。

⑤ 卞和所以泣玉：卞和为春秋时楚国人，相传他得玉璞，先后献给楚厉王和楚武王，都被认为欺诈，受刑砍去双脚。楚文王即位，他抱璞哭于荆山下，文王使人琢璞，得宝玉，名为"和氏璧"。

凡　例

本草之刻，自炎黄以暨今日，无虑充栋。太繁者，浏览无垠；太简者，义理未备。兹刻征考恒用者，凡若千种，俾读者便于诵习耳。

从来论药者，只论所当然，不及所以然。如秦艽之活络和经，本于疏涤肝风，昧者收为滋阴上剂，竟忘其所自矣。举世承讹，莫可枚举，兹则一一穷源，使投剂者有印泥画沙之确也。

古法制药，如雷敩失之太过，而四大家已抵和平，然更多可商者，兹刻靡不详载，而变古法者，盖已十之三四矣。

药性有正用，有旁用，第详其正用之故，则旁用者自可类推；不敢繁述者，惧多歧之莫适也。

前贤论议，每多异同，即相反者，亦复不少，必缕析而详辨之，令前贤心法并行不悖也。

药具奇功，而古人所未及发者，是刻乃详记之，则药无遗用，而效有捷收矣。

是编之刻，凡及门之亲与较①阅者，以中先之鼎公继之，各有苦心，以故语语推敲，字字精核，与他刻之漫笔者实相径庭矣。

---

① 较：通“校”。《说文解字注·车部》：“凡言校雠，可用较字。”

目 录

卷　下

卷　上

草　部

人　参

职专补气。而肺为主气之脏，故独入肺经也。肺家气旺，则心、脾、肝、肾四脏之气皆旺，故补益之功独魁群草。凡人元气虚衰，譬如令际严冬，黯然肃杀，必阳春布德，而后万物发生。人参气味温和，合天地春生之德，故能回元气于无何有之乡。

王海藏云："肺寒可服，肺热伤肺"，犹为近理。至王节斋谓参能助火，虚劳禁服。自斯言一出，印定医家眼目，遂使畏参如螫，而病家亦泥是说，甘受苦寒，至死不悟，良可叹也。独不闻东垣云人参补元气生阴血而泻阴火①。仲景于亡血、虚家，并以人参为主。丹溪于阴虚之症，必加人参。彼三公者，诚有见于无阳则阴无以生，气旺则阴血自长也。

愚谓：肺家本经有火，右手独见实脉者，不宜骤用。即不得已而用之，必须盐水焙过，秋石更良。盖咸能润下，且参畏卤咸故也。若夫肾水不足，虚火上炎，乃刑金

---

① 阴火：《士材三书》本作"虚火"。

之火，非肺经之火，正当以人参救肺，何忌之有？

元素云：人参得升麻，补上焦之气，泻肺中之火；得茯苓，补下焦之气，泻肾中之火。

凡用必去芦净，芦能耗气，又能发吐耳。

李言闻曰：东垣交泰丸用人参、皂荚，是恶而不恶也。古方疗月闭，四物汤加人参、五灵脂，是畏而不畏也。痰在胸隔①，以人参、藜芦同用而取涌越，是激其怒性也。是皆精微妙奥，非达权者不能知。

少用则壅滞，多用则宣通。

甘 草

甘平之品，合土之德，故独入脾胃。盖土位②居中，而能兼乎五行，是以可上可下，可内可外，有和有缓，有补有泄，而李时珍以为通入十二经者，非也。

稼穑作甘，土之正味，故甘草为中宫补剂。《别录》云：下气治满。甄权云：除腹胀满。盖脾得补，则善于健运也。若脾土太过者，误服即转加胀满，故曰脾病。人毋多食甘，甘能满中，此为土实者言也。世俗不辨虚实，每见胀满，便禁甘草，何不思之甚耶！

甘草为九土之精，故能化百毒、和诸药。热药用之缓其热，寒药用之缓其寒。理中汤用之，恐其僭上；承气汤

---

① 隔：通"膈"。《管子·水地》："脾生隔，肺生骨。"
② 位：原作"味"，据元禄本与《士材三书》本改。

用之，恐其速下耳。凡下焦药中勿用，呕吐家及酒家勿用。

生用有清火之功，炙熟有健脾之力。节能理肿毒诸疮，梢可止茎中作痛。

甘草与甘遂、芫花、大戟、海藻四味相反。而胡洽治痰癖，十枣汤加甘草，乃痰在膈上，欲令攻击以拔病根也。东垣治结核，甘草与海藻同用。丹溪治瘰疬，芫花与甘草同行。故陶弘景谓古方多有相恶相反，并不为害，非妙达精微者不能也。

沙 参

微苦，微寒。以补阴清肺为用，故久咳肺痿，右寸数实者颇为相宜。但体质轻虚，性用宽缓，非肩弘任重之品也。

黄 芪

甘而微温，气薄味厚①。入肺而固表虚之汗，充肤实腠；入脾而托已溃之疮，收口生肌；逐五脏恶血，去皮肤虚热。原其功能，惟主益气。甄权谓其补肾者，气为水母也。《日华》谓其止崩带者，气旺则无下陷之忧也。

东垣曰：《灵枢》云卫气者，所以温分肉而充皮肤，肥腠理而司开阖。黄芪补卫气，与人参、甘草三味，为除热之圣药。脾胃一虚，肺气先绝，必用黄芪益卫气而补

---

① 气薄味厚：原为"气厚味薄"，据元禄本改。

三焦。

丹溪云：肥白而多汗者宜与黄芪。若黑瘦而形实者，服之则必胸满，宜以三拗汤泻之。

黄芪同陈皮、白蜜能通虚人肠闭，补脾肺之功也。

防风能制黄芪，黄芪得防风，其功愈大，乃相畏而相使也。

古人制黄芪多用蜜炙，愚易以酒炙，既助其达表，又行其泥滞也。若补肾及崩带淋浊药中，须盐水炒之。

白　术

味甘，性温。得中宫冲和之气，故补脾胃之药更无出其右者。土旺则能健运，故不能食者、食停滞者、有痞积者，皆用之也。土旺则能胜湿，故患痰饮者、肿满者、湿痹者，皆赖之也。土旺则清气善升而精微上奉，浊气善降，而糟粕下输，故吐泻者不可缺也。《别录》以为利腰脐间血者，因脾胃统摄一身之血，而腰脐乃其分野，借其养正之力，而瘀血不敢稽留矣。张元素谓其生津止渴者，湿去则气得周流，而津液生矣；谓其消痰者，脾无湿则痰自不生也；安胎者，除胃中热也。

米泔浸之，借谷气以和脾也；壁土蒸之，窃土气以助脾也。惧其燥者，以蜜水炒之；惧其滞者，以姜汁炒之。

苍　术

甘而辛烈，性温而燥，入脾胃二经。发汗而去风、寒、湿，下气而消痰、食、水。开郁有神功，肿胀为要药。化一切积块，除诸病吐泻，善逐鬼邪，能摄灾沴①。

宽中发汗，其功胜于白术；补中除湿，其力不及白术。大抵卑监之土，宜与白术以培之；敦阜之土，宜与苍术以平之。

杨士瀛曰：脾精不禁，淋浊不止，腰背酸疼，宜用苍术以敛脾精，精生于谷故也。米泔水浸二日，去粗皮，研芝麻拌蒸三次，以制其燥。

桔　梗

苦辛，气轻性平，入肺经。载引诸药入至高之分，为舟楫之剂。肺经②称职，则清肃下行，故能利膈下气，散痞满，治胸胁痛，破血结，消痰涎，理喘咳，疗肺痈，排脓血，清上焦热。凡头目、咽喉、口鼻诸症，一切主之。

丹溪云：痢疾腹痛③，乃肺经之气郁在大肠，宜桔梗开之。

按：桔梗之用，惟其上入于肺，肺为主气之脏，故能使诸气下降。世俗泥为上升之剂，不能下行，失其用矣。

凡用桔梗，去芦及浮皮及尖，以百合捣烂，同浸一日，锉碎微焙。

---

① 摄灾沴（lì lì）：元禄本与《士材三书》本并作"弭灾沴"，义长。
② 经：元禄本与《士材三书》本并作"金"。
③ 痛：原作"病"，据元禄本与《士材三书》本改。

葳 蕤

甘平入脾，柔润入肾，故能补中益气，逐热除蒸，治一切不足之症。用代人参，不寒不燥，大有殊功。朱肱用治风温，亦为其能去风热与湿也。但性味平和，力量宽缓，譬诸盛德之人而短于才者也。水浸半日，饭上蒸透。

知 母

苦寒。气味俱厚，沉而下降，为肾经本药，兼能清肺者，为其肃清龙雷，勿使僭上，则手太阴无销烁之虞也。泻有余之相火，理消渴之烦蒸。凡止咳安胎，莫非清火之用。多服令人泄泻，亦令人减食。此惟实火燔灼者方可暂用。若施之于虚损之人，如水益深矣。盖苦寒之味，行天地肃杀之气，非长养万物者也。近世未明斯义，误以为滋阴上剂、劳瘵神丹，因而夭枉者不可胜数。余故特表而出之，永为鉴戒。

凡用，须去毛锉碎，以盐、酒久炒如褐色。

肉苁蓉

味甘、咸，微温，补肾而不峻，故有从容之号也。主男子绝阳不兴，女人绝阴不育，益精气，暖腰膝，止泄精遗沥，带下崩中，多服令人大便滑润。

坚而不腐者佳。酒洗去甲。

锁 阳

甘温入肾。补阴益精，润燥养筋。凡大便燥结、腰膝软弱者珍为要药。

酒润焙。

天 麻

甘平，为肝家气分之药。主风湿成痹，四肢拘挛，通血脉，强筋力，利舌本，疏痰气，为中风家必需之要剂。

元素云：止头痛，理风虚眩晕。

酒浸一日夜，湿纸裹煨。

巴戟天

辛甘微温，肾家血分药也。强筋骨，起阴痿，益精气，止遗泄。治小腹痛引阴中，疗水胀，理脚气。

酒浸一宿，去心焙。

远 志

味苦微温，肾经气分药也。强志益精，治善忘。盖精与志，皆肾所藏者，精不足，则志衰，不能上交于心，故善忘。精足志强，而善忘愈①矣。壮阳固精，明目聪耳，长肌肉，助筋骨，理一切痈疽，破肾积奔豚，主治虽多，总不出补肾之功。或以为心经药者，误矣。

甘草汤浸一宿，焙干②。

仙 茅

辛温，有毒，肾经药也。益阳道，暖腰膝，强筋骨，

---

① 愈：原作"逾"，据元禄本与《士材三书》本改。
② 焙干：元禄本与《士材三书》本并作"去心焙"。

美颜色，腹冷不能食，挛痹不能行，皆为要药。

按：仙茅宣而能补，颇称良剂，但有小毒，服以纵欲者，自速其生，于仙茅何咎？

忌铁，以糯米泔浸一宿，去赤汁阴干用，便不损人。

玄　参

色黑，苦寒，肾经药也。清肾家之火，解瘢疹之毒，利咽喉，通小便，明眼目，散瘤疬，理伤寒、狂邪、发渴、心内惊烦。

按：玄参主用繁多，咸因肾水受伤，真阴失守，孤阳无根，亢而僭逆，法当壮水以镇阳光，常体此意，便得玄参之用矣。

忌犯铜器①。

地　榆

苦寒微酸，肝家药也。善入下焦理血，凡肠风下血、尿血、痢血、月经不止、带下崩淋、久泻者，皆宜用之。寇宗奭云：其性寒，专主热痢。若虚寒及水泻者不可轻用。

地榆虽能止血，多用能伤中气。稍能行血，必当去之。

多以生用，见火无功。

丹　参

苦平，色赤，心与包络二经血分药也。补心血，养神

本草通玄

八

---

① 忌犯铜器：元禄本作"忌犯铁器"，《士材三书》本作"忌铜铁"。

志，止惊烦，祛积聚，破宿血，生新血，安生胎，落死胎。丹参一味，抵四物汤四味之功，故胎前产后，珍为要剂。

酒润微焙。

紫　草

味甘气寒，入心包络及肝经，血分药也。治癍疹豆毒，凉血活血，通大小肠。

按：紫草之用，专以凉血为功。痘疹毒盛则血热，血热则干枯而毒不得越，得紫草凉之，则血行而毒出。世俗未明此旨，误认为宣发之剂，非也。其性凉润，便闭者乃为相宜。若大便利者，不敢多用。

嫩而紫色染手者佳。

白　及

苦寒，入肺。止肺①家之吐血，疗诸疮以生肌。
苏恭云：手足折裂者，嚼涂有效。
味涩善收，颇合秋金之德，故入肺止血，治疮生肌。
凡吐血者，以水盆盛之，浮者，肺血也，羊肺蘸白及末食之；沉者，肝血也，羊肝蘸食；半浮半沉者，心脾之血也，羊心、羊脾蘸食。

微火略焙。

---

① 肺：《士材三书》本作"嗽"。

黄 连

苦寒，入心，为治火之主药。泻心火而除痞满，疗痢疾而止腹痛，清肝胆而明眼目①，祛湿热而理疮疡，利水道而厚肠胃，去心窍之恶血，消心积之伏梁。

《大明》曰：治小儿疳气，杀虫。

成无己曰：蛔虫得苦则不动，黄连之苦，以安蛔也。

韩懋云：黄连与官桂同行，能使心肾交于顷刻。

李时珍曰：黄连大苦大寒，用以降火，中病即止。安可久服，使肃杀之令常行，而伐其生发之气乎？《内经》曰：五味入胃，各归所喜，故②久而增气，物化之常也。气增而久，夭之由也。王冰注云：增味益气，如久服黄连，反从火化也。近代庸流，喜用黄连，以为清火神剂，殊不知黄连泻实火，若虚火而误投之，何异于操刃耶！

愚谓：黄连大苦大寒，行隆冬肃杀之令，譬如圣世不废刑威，惟不得已而后敢用。若概施之，则暴虐甚而德意穷，民不堪命矣。喜用寒凉者，尚其戒诸。

黄连止入心家，言清肝胆者，实则泻子之法也。

李时珍云：古方香连丸，用黄连、木香；姜连散，用干姜、黄连；左金丸，用黄连、吴茱萸；口疮方，用黄

---

① 明眼目：元禄本与《士材三书》本并作"明耳目"。

② 故：原作"攻"，据元禄本与《士材三书》本改。

连、细辛。皆是一冷一热，寒因热用，热因寒用，阴阳相济，最得制方之妙。所以有成功而无偏胜也。

清心火者，生用；清肝胆火者，吴茱萸拌炒。上焦之火宜酒炒，中焦之火宜姜汁炒，下焦之火宜咸水炒。盖辛热能制其苦寒，咸润能制其燥耳。

胡黄连

苦寒，入心，旁通肝胆。产于胡地，而性味功用与黄连相类，故有是名。主五①心烦热，劳瘵骨蒸，小儿惊痫疳积，女人胎蒸，伤寒温疟，消果子积。折之尘出如烟者真。

黄　芩

苦寒，轻飘者入肺，坚实者入大肠。主风热，湿热，痰热，骨蒸，火咳，下痢，喉间腥气，上部积血，寒热往来，失血，痈疽，安胎，疔淋，养阴退阳。

李时珍云：洁古言黄芩②泻肺火，治脾湿；东垣言片芩治肺火，条芩治大肠火；丹溪言黄芩治三焦火。仲景治少阳症，小柴胡汤；太阳少阳合病下利，黄芩汤；少阳症下后心下满，泻心汤并用之。盖黄芩苦寒入心胜热，去脾湿热，一则金不受刑，一则胃火不流入肺，即所以救肺也。肺虚不宜者，苦寒伤土，损其母也。少阳症，虽在半

---

① 五：原无，据元禄本与《士材三书》本补。
② 芩：原作"苓"，据元禄本与《士材三书》本改。

表半里，而胸胁痞满，实兼心肺上焦之邪。心烦喜呕，默默不欲饮食，又兼脾胃中焦之症，故用黄芩以治手足少阳相火，黄芩亦少阳本经药也。成无己但云柴胡、黄芩之苦，以发传经之热；芍药、黄芩之苦，以坚敛肠胃之气，殊昧其治火之妙。《直指》云柴胡退热不及黄芩，盖亦不知柴胡之退热，乃苦以发之，散火之标也；黄芩之退热，乃寒能胜热，折火之本也。仲景又云：少阳症腹中痛者，去黄芩，加芍药；心下悸，小便不利者，去黄芩，加茯苓。似与《别录》治少腹绞痛、利小肠之文不合。成氏言黄芩寒中，苦能坚肾，故去之，是亦不然。至此当以意逆之，辨以脉症可也。若因饮寒受寒腹痛，及饮水心下悸，小便不利、而脉①不数者，是里无热症，则黄芩不可用也。若热厥腹痛，肺热而小便不利者，黄芩可不用乎？余因感冒犯戒，蒸热如火，吐痰废食，遍服诸药益剧，偶思东垣治肺热烦渴昼盛，气分热也，宜一味黄芩汤，遂用一两煎服，次日尽愈。药中肯綮，效至此哉。

得酒上行，得猪胆除肝胆火，得柴胡退寒热，得芍药治下痢，得桑皮泻肺火，得白术安胎。

稍夹虚者切勿轻用。

---

① 脉：原作"肺"，据《士材三书》本改。

秦 艽

味苦性平，本入阳明，兼通肝胆。主阳明风湿，搜肝胆伏风，所以能养血荣筋，除蒸退热，理肢节痛及挛急不遂、黄疸、酒毒。世俗不知其功能本于祛风，凡遇痛症，动辄用之，失其旨矣。

能利大小便，滑泄者勿用。

柴 胡

苦而微寒，入胆经。主伤寒疟疾，寒热往来，呕吐胁痛，口苦耳聋，头角疼痛，心下烦热，宣畅气血，除饮食、痰水结聚，理肩背痛、目赤眩晕、妇人热入血室、小儿五疳羸热。

东垣云：引清气升腾，而行春令者宜之。

银柴胡主用相仿，劳羸①者尤为要药。

欲上升者用其根；欲下降者用其稍。

勿令见火。

前 胡

味苦，微寒，肺肝药也。散风祛热，消痰下气，开胃化食，止呕定喘，除嗽安胎，止小儿夜啼。

柴胡、前胡均为风药，但柴胡主升，前胡主降，为不同耳。种种功力皆是搜风下气之效。

---

① 羸：原作"赢"，据元禄本与《士材三书》本改。

肝胆经风痰为患者，舍此莫能疗。

忌火。

防　风

辛甘微温，入肺与膀胱。主上焦风邪，泻肺实，大风头眩，周身痹痛，四肢挛急，风眼冷泪，兼能去湿。东垣云：防风治一身痛，乃卑贱之职，随所引而至，风药中润剂也。防风能制黄芪，黄芪得防风，其功愈大，乃相畏而相使者也。

治上焦风，用其身；治下焦风，用其梢。本主治风，又能治湿者，风能胜湿也。

独活　羌活

乃一类二种，中国生者名独活，羌胡来者为羌活。气味辛温，为手足太阳引经之药，又入足少阴、厥阴。小无不入，大无不通，故能散肌表八风之邪，利周身百节之痛，头旋掉眩，失音不语，手足不随，口眼歪斜，目赤肤痒。理女子疝瘕，散痈疽，散血①。

好古曰：羌活色紫②气雄，可理游风。独活色黄气细，可理伏风。

气血虚而遍身痛者禁之。

---

① 散血：《士材三书》本作"恶血"。
② 紫：《士材三书》本作"赤"。

升 麻

辛平，入脾胃二经。主头额间痛，牙根痛烂，肌肉间风热，解百毒，杀鬼邪，辟瘟疫，消瘢疹，行瘀血，治阳陷眩晕，胸胁虚痛，久泻脱肛，遗浊崩带。

东垣云：发阳明风邪，升胃中清气，引甘温之药，以补卫实表，故元气不足者，用此于阴中升阳，又缓带脉之急。

大抵人年五十以上，降气常多，升气常少。《内经》云：阴精所奉其人寿，阳精所降其人夭。千古之下，窥其微者，东垣而已。

凡上盛下虚者勿与。

苦 参

苦寒，入肾。主风热虫症，肠风下血，积热下痢，擦牙止痛。

丹溪云：服苦参者多致腰重，因其性降而不升也，非伤肾也。治大风有功，况细疹乎。

火旺者宜之，火衰虚弱者大忌。

白鲜皮

气寒，善行，味苦，性燥，入肺脾二经。主恶毒诸疮，风癞疹癣，湿痹死肌，不可屈伸，通关节，利九窍及血脉，肺热咳嗽，天行狂走，头目痛。

气息似羊膻，多服损中气。

玄胡索

辛温，入手足太阴、厥阴四经。行血利气，止痛落胎，通经络，利小便。

玄胡索兼理气血，故能行血中气滞、气中血滞，理一身上下诸痛，确有神灵。时珍颂为活血化气第一品药，非虚语也。往往独行多功，杂以他药便缓。

上部酒炒用，中部醋炒用，下部盐水炒。

贝 母

味苦，微寒。主烦热，心下满，润肺，消燥痰，散项下瘿疬，傅①恶疮收口。

俗以半夏有毒，用贝母代之。殊不知贝母寒润，治肺家燥痰之药；半夏温燥，治脾胃湿痰之药，两者天渊，何可代乎？

去心同糯米炒，米熟为度，去米用。

茅 根

甘寒，入胃。主内热烦渴、吐衄、黄疸、水肿，消瘀血，通血闭，止喘呕②，利小便，亦良物也。世皆以其微而忽之，惟事苦寒，致伤冲和之气，乌足知此！

龙胆草

苦涩，大寒，肝胆经药也。主肝经邪热、下焦湿热、

---

① 傅：通"敷"。《说文通训定声·豫部》："傅，假借为敷。"
② 喘呕：元禄本作"呕逆"。

目病赤肿瘀肉、小儿客忤疳气，去肠中小虫。

时珍曰：相火寄在肝胆，有泻无补，故泻肝胆之热，正益肝胆之气也。但大苦大寒，过服恐伤胃中生发之气，及助火邪，亦久服黄连反从火化之义也。

甘草汤浸一宿，晒干用。

细 辛

辛温，入足厥阴、少阴血分，为手少阴引经之药。主风寒湿头痛，痰结气壅；利九窍，明目，聪耳，通鼻，除齿痛、肤痒、风眼泪出、口疮喉痹、惊痫、咳嗽。

时珍曰：气之厚者能发热，阳中之阳也。辛温能散，故风寒湿火痰气者用之。用治口疮齿疾者，取其散浮热，火郁则发之之义也。辛能泻肺，故咳嗽上气者宜之。辛能补肝，故肝胆不足、惊痫目疾者宜之。辛能润燥，故通少阴，耳聋便涩者宜之。

辛散太过，凡涉虚者酌而投之。

当 归

甘辛微温，入心、肝、脾三经。主一切风、一切气、一切血，温中，止头目心腹诸痛，破恶血，养新血，润肠胃，养筋骨，泽皮肤，理痈疽，排脓止痛生肌。

好古云：心主血，脾裹血，肝藏血，故入此三经。头止血而上行，稍破血而下行，身养血而中守，全活血而不走。

气血昏乱，服之而定。能领诸血各归其所当之经，故名当归。

脾胃泻者忌之。

去芦，酒洗微焙。

川 芎

味辛性温，肝家药也。主一切风、一切气、一切血，血虚及脑风头痛，面上游风，目泪多涕，昏昏如醉。除湿止泻，行气开郁，去瘀生新，调经种子，排脓长肉。

苏颂云：蜜丸，夜服，治风痰殊效。

弘景云：止齿中出血。

东垣曰：头痛必用川芎，加引经药：太阳羌活，阳明白芷，少阳柴胡，太阴苍术，厥阴吴茱萸，少阴细辛是也。

寇氏云：川芎不可久服，令人暴亡。

单服既久，则辛喜归肺，肺气偏胜，金来贼木，肝必受邪，久则偏绝，是以夭亡。若药具五味，备四气，君臣佐使配合得宜，宁有此患哉？

小者名抚芎，专主开郁。

蛇床子

辛甘，入肾。温肾助阳，祛风湿、痒痹，消恶疮，暖妇人子宫，起男子阴痿，利关节，止腰痛。

蛇床入肾而补元阳，大有奇功，谁知至贱之中，乃伏殊常之品。舍此而别求补益，岂非贵耳贱目耶？

去壳，取仁，微炒。

藁 本

苦辛微温，足太阳本经药也。主太阳巅顶痛，大寒犯脑，痛连齿颊，头面身体皮肤风湿。

元素云：藁本乃太阳风药，其气雄壮，寒气郁于本经，头痛必用之药。巅顶痛非此不除。与木香同用，治雾露之清邪中于上焦。与白芷同作面脂，既能治风，又能治湿，亦各从其类也。

白 芷

辛温，手阳明引经本药也，兼入肺经。解利手阳明头痛，中风寒热及肺经风热，头面皮肤风痹爆①痒，眉棱骨痛，鼻渊、衄，齿痛，崩带。能蚀脓。

东垣云：白芷疗风通用，其气芳香，能通九窍，表汗不可缺也。

时珍曰：白芷能辟蛇，故蛇伤者用之，亦制以所畏也。

微焙。

白芍药

味酸，微寒，为脾肺行经药，入肝脾血分。泻肝安

---

① 爆：元禄本与《士材三书》本并作"燥"，义长。

脾，收胃止泻，实腠和血。痢疾腹痛，脾虚中满，胎产诸疾。退热除烦，明目，敛疮口。赤者破血下气，利小便。

东垣曰：芍药酸涩，何以言利小便？盖能益阴滋湿而停津液，故小便自行，非通利也。

按：芍药微寒，未若芩、连、栀、柏之甚也，而寇氏云减芍药以避中寒，丹溪云新产后勿用芍药，恐酸寒伐生生之气。嗟乎！药之寒者，行杀伐之气，违生长之机，虽微寒如芍药，犹且谆谆告戒，况大苦大寒之剂，其可肆行而莫知忌耶？

避其寒，用酒炒；入血药，用醋炒。

牡丹皮

苦辛微寒，肝经药也。清肾肝之虚热，理无汗之骨蒸，凉血行血，通关腠，排脓消瘀，定吐衄血。

时珍云：牡丹皮治肾肝血分伏火。伏火即阴火也，即相火也。古方惟以此治相火，故仲景肾气丸用之。后人惟知黄柏治相火，不知丹皮更胜也，此千古秘奥，人所不知。赤者利血，白者补人，宜分别用之。

肉厚者佳。酒洗微焙。

木 香

性温味辛，气味俱厚，沉而下降，统理三焦气分。主心腹痛，健脾胃，消食积，止吐利，安胎气，理疝气，疗肿毒，辟鬼邪。

李时珍云：诸气膹郁，皆属于肺，故上焦气滞用之者，乃金郁则泄之也。中气不运，皆属于脾，故中焦气滞宜之者，脾胃喜芳香也。大肠气滞则后重，膀胱气不化则癃淋，肝气逆上则为痛，故下焦气滞宜之，乃塞者通之也。

形如枯骨，味苦粘牙者良。凡入理气药，只生用之。若欲实大肠，须以面裹煨熟用。

高良姜

辛温，独入脾胃。主寒邪腹痛。止呕吐，宽噎膈，破冷癖，除瘴疟，消宿食。

东壁土炒用。

草豆蔻

辛温，入脾胃二经。温中下气，止心腹痛、呕吐、噎膈、泻利。

李时珍云：脾胃多寒湿郁滞者，与之相宜。然多用能助脾热，伤肺损目。

面裹煨，去皮。

白豆蔻

辛温，入肺脾二经。散肺中滞气，祛胃中停积，退目中云翳①，通噎膈，除疟疾，解酒毒，止吐逆。

杨士瀛云：主脾虚疟疾，能消能磨，流行三焦，营卫

---

① 翳：原作"医"，据元禄本与《士材三书》本改。

一转，诸症自平。

《肘后方》云：患恶心者，惟嚼白豆蔻最佳。

其功全在芳香之气，一经火炒，便减功力，即入汤液，但当研细，待诸药煎好，乘沸点服尤妙。

缩砂仁

辛温，入肺、脾、胃、肾四经。和中行气，消食醒酒，止痛安胎，除上焦浮热，化铜铁骨哽。

同熟地、茯苓能纳气归肾；同檀香、白蔻能下气安肺；得白术、陈皮能和气益脾。

炒香，去衣。

益智仁

辛温，能达心与脾胃。进饮食，摄涎唾，止遗泄及小便多，止女人崩漏①，亦能安养心神。

《直指》云：心者脾之母，进食不止于和脾。盖火能生土，故古人进食，必先益智，土中益火也。

去壳，盐水炒。

肉果

辛温，善入手、足阳明。暖脾胃，固大肠，消宿食，宽膨胀，止吐逆。

按：土性喜暖爱香，故肉果与脾胃最为相宜，其能下气者，脾得

① 崩漏：元禄本作"崩带"。

补则健运，非若厚朴、枳实之偏于峻削也。

以糯米粉裹，于煻火中煨熟，去粉用，勿犯铁器。

补骨脂

辛温，宜肾，兴阳事，止肾泄，暖丹田，敛精神。腰膝酸痛、肾冷精流者，不可缺也。

白飞霞①云：补骨脂属火，收敛神明，能使心包之火与命门之火相通。故元阳坚固，骨髓充实。

《本事方》云：肾气虚弱，则阳气衰劣，不能熏蒸脾胃，令人痞满少食，譬如釜中无火，虽终日不熟，何能消化？补骨补火，固能生土。更加木②香以顺气，使之斡旋仓廪，仓廪空虚，则受物矣。

揉去衣，以胡桃肉拌擦炒之。

姜 黄

苦温，善达肝脾。下气破血，化癥瘕血块，消痈肿。大者为片子姜黄，能入臂理痛。

郁 金

辛苦，入心。下气破血，止心腹痛，产后败血冲心，失心癫狂，衄血吐血，痘毒入心。

《经验方》云：一妇人患癫十年，用郁金七两，明矾

---

① 白飞霞：即韩懋，又名白自虚，字天爵，号飞霞子。
② 木：原作"术"，据元禄本与《士材三书》本改。

三两，为末，薄荷丸①。才服五十丸，心胸间觉有物脱去，再服而苏。此因惊忧而痰与血凝于心窍也。

蓬莪术

苦辛而温，专走肝家。破积聚恶血，疏痰食作痛。

李时珍云：郁金入心，专司血病；姜黄入脾，治血中之气；蓬术入肝，治气中之血，稍为不同。

多用醋炒，引入血分。

荆三棱

苦温，肝家血分药也。破坚积结聚，行瘀血宿食，治疮肿坚硬，通经下乳，堕胎。

昔有患癥癖死，遗言必开腹取之，得病块硬如石，纹理有五色，削为刀柄，后因刈②三棱，柄消成水，故知能疗癥癖。

元素云：能泻真气，虚者勿用。

醋煮，炒干。

香　附

辛甘微苦，足厥阴、手少阳药也。利三焦，开六郁，消痰食，散风寒，行血气，止诸痛，月候不调，崩漏胎产，多怒多忧者，需为要药。

丹溪云：香附行中有补，如天之所以为天者，健运不

---

① 薄荷丸：《士材三书》本作"薄荷汤法丸"，义长。
② 刈（yì 易）：割。

息，故生生无穷，即此理也。

李时珍云：生则上行胸膈，外达皮毛；熟则下走肝肾，外彻腰足。炒黑则止血，便制则入血补虚，盐炒入血润燥，酒炒则行经络，醋炒则消积聚，姜汁炒则化痰。得参、术则补气，得归、地则补血，得苍术、抚芎则解郁，得黄连、栀子则降火，得紫苏则发散，得艾叶则暖子宫。

韩飞霞云：香附能推陈致新，故诸书皆云益气。而俗有耗气之说，宜于女人，不宜于男子者，非矣。

藿 香

辛温，脾肺之药也。开胃进食，温中快气，止心腹痛，为吐逆要药。

东垣谓其芳香助胃，故能止呕进食。今市中售者，殊欠芳香，定非真种，安望其有功耶？

凡使须水洗净。

泽 兰

苦而微温，肝、脾药也。破瘀血，消癥癖，宣九窍，利关节，通小肠，治水肿，涂痈毒。

按：泽兰芳香悦脾，可以快气，疏利悦肝，可以行血，流行营卫，畅达肤窍，遂为女科上剂。

香 薷

辛温，入肺。发散暑邪，通利小便，定霍乱，散水肿。

世医治暑，概用香薷，殊不知香薷为辛温发散之剂。如纳凉饮冷，阳气为阴邪所遏，以致恶寒发热、头痛、烦渴，或霍乱吐泻者，与之相宜。若劳役伤暑，汗多烦喘，必用清暑益气汤。如大热大渴，人参白虎汤，以泻火益元。若用香薷，是重虚其表，反助其热矣。今人不知暑伤元气，概用香薷代茶，不亦误乎？

《外台秘要》用香薷一斤，熬膏，加白术末七两，丸如桐子，米饮送下。治通身水肿，颇著神功。

忌火，亦忌日。

荆 芥

辛温，入肺、肝二经。散风热，清头目，利咽喉，消疮毒，祛瘰疬，破结聚，下瘀血。

按：荆芥本功治风，又兼治血者，为其入风木之脏，即是藏血之地，故并主之。

与河豚、黄颡鱼、驴肉相反，若同日食之，多致丧命，不可不痛戒也。

荆芥穗，炒黑，治下焦血有功。

薄 荷

辛凉，肺、肝药也。除风热，清头目，利咽喉，止痰嗽，去舌苔。洗瘾疹、疥疬，涂蜂螫、蛇伤，塞鼻止衄血，擦舌疗蹇涩。

按：薄荷气味俱薄，浮而上升，故能清理高巅，解散风热。然芳香尖利，多服久服，令人虚汗不止。瘦弱人久用，动消渴病。

紫 苏

辛温，肺家药也。叶可发散风寒，梗能行气安胎，子可消痰定喘，解鱼蟹毒，治蛇犬伤。

按：紫苏以辛散为功，久服泄人真气。俗世喜其芳香，爱其达气，或为小蔬，或作蜜饯，朝暮用之，甚无益也。古人谓芳草致豪贵之疾，盖指此耳。

甘菊花

味甘性平，入肺、肾两经。清头目风热，定风虚眩晕，利血脉，安肠胃，悦皮肤，止腰痛，翳膜遮睛，冷泪流溢，珍为要品。

菊花，属金与水，惟其益金，故肝木得平而风自息；惟其补水，故心火有制而热自除。甘美和平，得天地清纯冲和之气，是以服食家重之如宝玉也。钟会赞菊有五美，云：圆花高悬，准天极也；纯黄不杂，合土色也；早植晚发，君子德也；冒霜吐英，象贞质也；味和体轻，神仙食也。

甘者功用弘多，苦者但可理痈。白者入气，赤者行血，神而明之，存乎其人耳。

忌火，去蒂，浆过晒干，乘燥入磨。

艾 叶

辛苦而温，通行十二经。温中气，祛寒湿，定吐衄，理下痢，安胎气，除腹痛，止崩带，辟鬼邪，杀诸虫。灼灸百病，大著奇功。

艾性温暖，有彻上彻下之功，服之以祛寒湿，可转肃杀为阳和，灸之以通经络，可起沉疴为康泰，其用最普，其功最巨。苏颂讹云：不可妄服此。必燥热者，久服故耳。今人谬执斯言，没其神用，何以异于因噎而废食耶！老弱虚人，下元畏冷，以熟艾兜其脐腹，妙不可言。

生用则凉，熟用则热。

茵陈蒿

足太阳药也。治发黄，驱湿热，利小便，通关节。

按：发黄有阴阳二种，茵陈同栀子、黄檗，以治阳黄；同附子、干姜，以治阴黄。总之，茵陈为君，随佐使之寒热，而理黄症之阴阳也。古法用茵陈同生姜捣烂，于胸前、四肢，日日擦之。

青　蒿

苦寒，入肝经血分。主真阴不足，伏热骨蒸，生捣傅金疮，止血止痛。杀鬼气尸疰，理久疟久痢。

按：青蒿得春独早，其发生在群草之先，故治少阳、厥阴诸症，独著奇功。然性颇阴寒，胃虚者不敢投也。童便浸一日夜，晒干。

茺　蔚

即益母草。心、肝二经血分药也。活血破血，调经止痛，下水消肿，胎前产后一切诸症，皆不可缺。可浴瘾疹，捣傅蛇毒。

茺蔚子，功用略同，但叶则专主行血，子则行中有补，故广嗣及明目药中多收之。然毕竟职专行血，故瞳神散大者，又在禁例。

微炒，舂去壳用。

夏枯草

苦辛微寒，独入厥阴，消瘰疬，散结气，止目珠痛。此草补养厥阴血脉，又能疏通结气，目痛、瘰疬，皆系肝症，故独建神功。然久用亦防伤胃。与参、术同行，方可久服无弊。

旋覆花

咸甘微温，入肺与大肠二经。通血脉，消结痰，祛痞坚，除水肿，散风湿，开胃气，止呕逆。

旋覆之功甚多，然不越乎通血、下气、行水而已。但是走散之品，非虚衰者所宜也。

去皮及蒂，洗净微焙。

红　花

辛温，入心与肝，血分药也。活血通经，去瘀散肿。产后血晕，胎死腹中，并宜用之。

多用破血，少用养血。

酒喷微焙。

大蓟　小蓟根

甘温，入脾、肝二经。破宿血，生新血，安胎气，止崩漏，定吐衄。

大小蓟皆破血，但大蓟力雄，健养消痈；小蓟力微，只可退热，不能消痈也。

酒洗，童便拌，微炒。

续　断

苦而微温，独入肝家。助血气，续筋骨，破瘀结，消肿毒，缩小便，止遗泄，理胎产崩带，及跌扑损伤。

血痢，用平胃散五钱，入续断一钱二分，煎服必效。以其既能行血，又能止血，宣中有补也。

酒浸炒。

胡芦巴

苦温，纯阳之品，补火之药也。主元脏虚寒，疝瘕，寒湿，腹胁胀满，脚气。

胡芦巴，乃海南番中所产萝卜子也。温补下元，导火归经，与肉桂同功，至宋时始出，故《图经本草》未之及耳。

酒浸炒。

牛蒡子

即鼠粘子。辛温，入肺。达肺气，利咽喉，去皮肤风，消癍疹毒，出痈疽头。

牛蒡，本入肺理风之剂，兼利腰膝凝滞者，一则金为水母，一则清肃下输，或谓兼入肾者，非其升浮之用也。

豨 莶

苦寒，入肝。主风气麻痹，骨痛膝弱，风湿诸疮。

按：豨莶苦寒之品，且有毒，令人吐，以为生寒熟温，理或有之。以为生泻熟补，未敢尽信，岂有苦寒搜风之剂，一经蒸煮，便有补益之功耶？世俗见《慎微本草》誉之太过，遂误认为风家至宝。余少时亦信之，及恪诚修事，久用无功，始知方书未可尽凭也。古人所谓补者，亦以邪风去则正气昌，非谓其本性能补耳。

酒蜜润蒸。

芦 根

甘寒，入胃。主胃热火逆，呕吐噎哕，消渴泻痢。

取肥者，去须节并赤黄皮。

麻 黄

辛甘而温，气味俱薄，轻清上浮，入手太阴、足太阳二经，去营中寒邪，泄卫中风热，通利九窍，宣达皮毛，消瘫毒，破癥结，止咳逆，散肿胀。

按：麻黄轻可去实，为发表第一药。惟当冬令在表，真有寒邪者，始为相宜。虽发热恶寒，苟不头疼、身痛拘急、脉不浮紧者，不可用也。虽可汗之症，亦当察病之重轻，人之虚实，不得多服。盖汗乃心之液，若不可汗而误汗，虽可汗而过汗，则心血为之动摇，或亡阳，或血溢，而成坏症，可不兢兢至谨哉？

服麻黄而汗不止者，以水浸发，仍用扑法即止。

凡服麻黄，须谨避风寒，不尔复发难疗。去根节，煮数沸，掠去上沫，沫令人烦，根节能止汗故也。

木 贼

甘苦，入肝，退目翳，止泪出。

木贼与麻黄同形同性，亦能发汗散火。治木器者用之磋擦则光净，故有木贼之名。取以治肝木有灵也。

灯 心

平淡，入太阳经。利小便，除水肿，烧灰吹急喉痹。傅阴疳。

生地黄

甘寒，入心、肾两经。滋肾水，养真阴，填骨髓，长肌肉，利耳目，破恶血，理折伤。解烦热，除脾伤痿倦，去胃中宿食。清掌中热痛，润皮肤索泽，疗吐血、衄血、尿血、便血、胎前产后、崩中带下。

熟地甘温。功用尤弘，劳伤胎产家尊为第一上剂。

脉洪实者，宜于生地；脉虚软者，宜于熟地。六味丸以之为首，天一所生之源也；四物汤以之为君，乙癸同归之治也。

生地性寒，胃虚者恐其妨食，宜醇酒炒之，以制其寒。熟地性滞，痰多者恐其泥膈，宜姜汁炒之以制其滞。更须佐以砂仁、沉香二味，皆纳气归肾，又能疏地黄之滞，此用药之权衡也。

拣肥大沉水者，好酒同砂仁末拌匀，入柳木甑于瓦锅内，蒸极透，晒干，九次为度。

地黄，禀北方纯阴之性，非太阳与烈火交相为制则不熟也。市中惟用酒煮，不知其不熟也。向使一煮便熟，何固本膏用生、熟地各半耶？

忌铜铁器，令人肾消发白。

牛 膝

苦酸，肾、肝药也。补肾强阴，理腰脊膝胫之伤，补肝强筋，理血结拘挛之症。疗淋家茎痛欲死，止久疟寒热不休，能落死胎，出竹木刺。

按：五淋诸症，极难见效，惟牛膝一两，入乳香少许，煎服，连进数剂即安。性主下行，且能滑窍，梦失遗精者，在所当禁，此千古秘奥也。

欲下行则生用，滋补则酒炒。

紫 菀

辛甘微温，肺家药也。益肺调中，消痰定喘，止①血疗咳。解渴，润肌，补虚辟鬼。

紫菀，辛而不燥，润而不寒，补而不滞，诚哉金玉君子。然非独用多用，不能速效。小便不通及溺血者，服一两立效。

去须洗净，微火焙之。

---

① 止：原作"上"，据元禄本与《士材三书》本改。

麦门冬

甘而微寒，肺经药也。清肺中伏火，定心脏惊烦，理瘵瘰骨蒸，止血热妄行。理经枯乳闭，疗肺痿吐脓，润①燥干烦渴。

麦门冬主用殊多，要不越清肺之功。夏令湿热，人病困倦无力，身重气短，孙真人立生脉散补天元真气。人参甘温，泻热火②而益元气；麦冬甘寒，滋燥金而清水源；五味子之酸温，泻丙丁而补庚金。殊有妙用，然胃寒者不敢饵也。

去心用。若入丸剂，汤润捣膏。畏其寒者，好酒浸捣。

冬葵子

甘寒，太阳药也。达诸窍，疏大肠，利小便，催难产，通乳闭，出痈疽头，下丹石毒。

葵根功用与子相仿，小儿误吞铜钱，煮汁饮之神妙。

葵性淡滑为阳，故能利窍，通闭，关格者恒用之。

别有一种蜀葵根，肠胃生痈者，同白芷服，善能排脓散毒。

款冬花

辛而微温，肺经药也。润肺消痰，止咳定喘，清喉

---

① 润：原作"酒"，据元禄本与《士材三书》本改。
② 热火：《士材三书》本作"虚火"，义长。

痹，理肺痿肺痈。

古人治久咳，款冬花一两，蜂蜜拌润，入茶壶中，以面固其盖，勿令漏气。壶下着炭火，待烟从壶口出，口含吸咽，烟尽乃止，数日必效。

按：傅咸《款冬花赋》云：冰凌盈谷，雪积披崖，顾见款冬，炜然华艳，则其纯阳之性可知。虽具辛温，却不燥热，故能轻扬，上达至高之府，赞相傅而奏功勋也。

蜜水拌，微火炒。

决明子

苦寒，东方药也。清肝家风热，去目中翳膜，理赤眼泪出。

炒熟，研细。

瞿麦穗

苦寒，入太阳经。逐膀胱邪热，治小便不通。明目，堕胎。

按：瞿麦之用，惟破血利窍四字，可以罄其功能，非久任之品也。

炒用。

葶苈子

辛寒，入肺，泻气。主肺壅上气，咳嗽喘促，痰气结聚，通身水气。

按：本草《十剂》云泄可去闭，葶苈、大黄之属，此二味皆大苦大寒，大黄泄血闭，葶苈泄气闭。夫葶苈之峻利不减大黄，性急逐水，殊动真气，稍涉虚者，宜痛戒之。有甜苦二种，苦者专泄，甜者少缓。然肺家水气急满，非此莫能疗，但不敢多用耳。

酒炒，或糯米拌炒，待米熟去米用。

车前子

甘寒，入肾、膀胱二经。利小便，除湿痹，益精气，疗目赤①，催难产。

车前子利小便而不走气，与茯苓同功。

以纱囊揉去泥土，炒熟。

连　翘

苦寒，入心。泻心火，破血结，散气聚，消肿毒，利小便。

诸疮痛痒皆属心火，连翘泻心，遂为疮家要药。治瘿病疮疡有神，然久服有寒中之患②。

青　黛

甘寒，东方药也。泻肝气，散郁火，杀疳虫，涂热疮。

古称青黛从波斯国来，今惟以靛花充用，然干靛多夹石灰，须淘之数次，取浮标用。

萹　蓄

苦寒。利小便，祛湿热，杀诸虫。

---

① 目赤：元禄本作"目疾"。
② 患：《士材三书》本后有"酒炒研用"4字。

沙苑蒺藜

甘温，善走肾、肝二经。主补肾益精，止腰痛遗泄，种玉方中尊为奇品。

白蒺藜，别为一种，破血消痰，治风明目，亦能补肾。

谷精草

甘平，阳明药也。主头风翳膜，痘后目翳。

此草收谷后，荒田中生之，得谷之余气，独行阳明分野，明目退翳之功似在菊花之上。

海金沙

甘寒，小肠、膀胱药也。主湿热肿满，通小便淋闭。此太阳经血分之药，惟热在二经血分者，始为相宜。

勿令见火。

大　黄

苦寒，足太阴、手足阳明、手足厥阴五经血分之药也。行瘀血，导血闭，通痢积，破结聚，消饮食，清实热，泻痞满，润燥结，敷①肿毒，荡涤肠胃，推陈致新。

大黄性极猛烈，故有将军之号。本血分之药，若在气分用之，未免诛伐太过矣。泻心汤治心气不足，衄血、吐血乃心气不足而邪火有余也。虽曰泻心，实泻血中伏火

---

① 　敷：元禄本作"散"。

也。又仲景治心下痞满，用大黄黄连泻心汤，此亦泻脾胃之湿热，非泻心也。病发于阴而反下之，则为痞满，乃寒伤营血，邪气乘虚结于上焦。故曰泻心，实泻脾也。病发于阳而反之下，则为结胸，乃热邪陷入血分，亦在上焦。大陷胸汤丸皆用大黄，亦泻脾胃血分之邪也。若结胸在气分，只用小陷胸汤；痞满在气分，只用半夏泻心汤。成无己不知分别此义。

凡病在气分，胃虚血虚，胎前产后，并勿轻用，其性苦寒，能伤气耗血也。

欲行下者，必生用之。若邪在上者，必须酒服，引上至高，驱热而下也。欲取通利者，须与谷气相远，下后亦不得骤进谷气，大黄得谷气，便不能通利耳。

商陆根

酸辛，有毒，通大小肠。疏泄水肿，攻消疝癖，捣烂傅肿毒喉痹，小儿痘毒，同葱白填脐。

白者可入汤散，赤者但堪外贴。古赞云：其味酸辛，其形类人。其用疗水，其效如神。与大戟、甘遂，异性而同功，虚者不可用。止用贴脐，小便利，即肿消也。

大 戟

苦寒，有毒，入肝与膀胱。利大小便，泄十种水病，破恶血癖块。

李时珍云：痰涎无处不到。入心则迷窍而癫狂，入肺则塞窍而咳喘，入肝则胁痛干呕，入经络则痹痛，入筋骨则引痛，并用控涎丹，殊有奇功。此治痰之本。本者水湿也。得气与火，变为痰涎。大戟泄脏腑之水湿，甘遂行经隧①之水湿，白芥子散皮里膜外之痰，善用者收奇功也。

钱仲阳谓肾为真水，有补无泻，又云痘疮变黑归肾，用百祥丸②以泻肾，非泻肾也，泻其腑则脏自不实。百祥丸惟大戟一味，大戟能行水，泻膀胱之腑，则肾脏自不实。窃谓百祥非独泻腑，乃实则泻其子也，肾邪实而泻肝也。大戟浸水色青，肝胆之色也。仲景治痞满胁痛，干呕短气，十枣汤主之，亦有大戟。夫干呕胁痛，非肝胆症乎？则百祥之泻肝胆明矣。何独泻腑乎？

用枣同煮软，晒干③。

甘　遂

苦寒，有毒。浚决十二经，疏通水道，攻坚破结。

张元素云：味苦气寒，直达水气所结之处。水结胸中，非此不除，故大陷胸汤用之。但有毒不可轻用。

河间云：水肿未消，以甘遂末涂腹绕脐内，服甘草水，其肿便去。又涂肿毒，浓煎甘草汤服，其毒即散。

赤皮者佳，白皮者性劣也。面裹煨熟，用以去其毒。

---

① 隧：原作"队"，据元禄本与《士材三书》本改。
② 百祥丸：原作"白祥丸"，据元禄本及《小儿药证直诀》卷中改。
③ 晒干：元禄本与《士材三书》本此前并有"去骨"二字。

续随子

辛温，有毒。破瘀血癥癖、蛊毒鬼疰、水肿，利大小肠。

下水甚捷。有毒伤人，不得过用。

服后泻多，以醋同粥吃即止。

去壳，取色白者，研烂，纸包，压去油，取霜用。

蓖麻子

辛热，有毒。服者一生勿食炒豆，犯即胀死。且有毒损人，故不可轻服。但取外治，其用甚多。研傅疮痛瘰疬；涂足心催生；口眼歪斜，右歪贴左，左歪贴右；塞鼻，治壅；塞耳，治聋；小便不通，三粒研细，入纸捻，插茎即通；子宫脱下，涂顶即收。

丹溪曰：追脓拔毒，为外科要药。

鹈鹕油能引药气入内，蓖麻油能拔病气出外。

偏风手足不举，同羊脂、麝香、穿山甲，煎作膏，日摩数次。手臂肿痛，蓖麻捣膏贴之，一日即愈。

偏头痛①，同乳香捣涂即止。

外用必奏奇功，内服多致损人。

取蓖麻油法：研烂，入水煮之，有沫撇起，沫尽乃止，取沫煎至滴水不散为度。

---

① 痛：元禄本作"风"。

常　山

苦寒，有小毒。消痰至捷，截疟如神。

常山劫痰疗疟，无他药可比，须在发散表邪之后，用之得宜，立建神功。世俗闻雷敩有老人久病之戒，遂视常山为峻剂，殊不知常山发吐，惟生用与多用为然，与甘草同行，则亦必吐。若酒浸炒透，但用钱许，余每用必见奇功，未有见其或吐者也。不一表明，将使良药见疑，沉疴难起，抑何其愚耶！

酒浸一宿，切薄片，慢火久炒。形如鸡骨者良。

附　子

辛热，有毒。通行十二经，无所不至。暖脾胃而祛寒湿，补命门而救阳虚，除心腹腰膝冷疼，破癥坚积聚血瘕，治伤寒阴症厥逆，理虚人格噎胀满，主督脉脊强而厥，救疝家引痛欲绝，敛痈疽久溃不收，拯小儿脾弱慢惊。

附子禀雄壮之性，有斩关之能。引补气药，以追散失之元阳；引补血药，以滋不足之真阴；引发散药，以逐在表风寒；引温暖药，以祛在里寒湿，其用弘矣哉。

张元素云：附子以白术为佐，乃除寒湿之圣药。又益火之源，以消阴翳，则便溺有节。

丹溪云：气虚热甚者，少加附子，以行参芪之功。肥人多湿者，亦宜之。

戴元礼云：附子无干姜不热，得甘草则性缓。

李时珍云：阴寒在下，虚阳上浮。治之以寒，则阴气益甚；治之以热，则拒而不纳。热药冷饮，下咽之后，冷体既消，热性便发，病气随愈。此热因寒用之法也。

余每遇大虚之症，参、术无功，必加附子，便得神充食进。若阴虚阳旺、形瘦脉数者，不可轻投。

附子，以蹲坐正、节角少、重一两者佳，形不正而伤缺风皱者不堪用也。

沸汤泡少顷，去皮脐，切作四挰，用甘草浓汁二钟，慢火煮之，汁干为度，隔纸烘干。或用童便制者，止可速用，不堪藏也。

母为乌头，附乌头而生者为附子，身长者为天雄。大抵风症用乌头，寒症用附子，而天雄之用，与附子相仿，但功力略逊耳。

按：乌、附、天雄，皆是补下之药。若系上焦阳虚，当用参、芪，不当用天雄也。且乌、附、天雄之尖，皆是向下生者，其气下行，其脐乃向上，生苗之处。寇氏谓天雄之性，不肯就下。元素谓天雄补上焦阳虚，皆为误笔。

天南星

苦辛，有毒，肺、脾、肝之药也。主风痰麻痹，眩晕，口噤身强，筋脉拘缓，口眼歪斜，坚积痈肿。利水去湿，散血堕胎。

味辛而散，故能治风散血；气温而燥，故能胜湿除涩；性紧而毒，故能攻坚拔肿。凡诸风口噤，需为要药。

重一两者佳。生用者温汤洗过，矾汤浸三日夜，日日换水，曝干。熟用者，酒浸一宿，入甑蒸一日，以不麻舌为度。

造胆星法：南星生研细末，腊月取黄牛胆汁，和剂纳胆中，悬风处，年久弥佳。

半 夏

辛温，有毒，脾胃药也。燥湿和中，消痰止嗽，开胃健脾，止呕定吐，消痈堕胎。

好古曰：经云肾主五液，化为五湿，自入为唾，入肝为泣，入心为汗，入脾为痰，入肺为涕。有痰曰嗽，无痰曰咳，痰因咳动，脾之湿也。半夏能泄痰之标，不能泄痰之本，泄本者泄肾也。咳无形而痰有形，无形则润，有形则燥，所以为流湿润燥耳。以半夏为肺药，非矣。止吐为足阳明；除痰为足太阴也。

汪机曰：脾胃湿热，涎化为痰，自非半夏曷可治乎？若以贝母代之，则翘首待毙。

时珍曰：脾无湿不生痰，故脾为生痰之源，肺为贮痰之器。半夏治痰，为其体滑辛温也。涎滑能润，辛温能散亦能润，故行湿而通大便，利窍而泄小便。所谓辛走气，能化液，辛以润之是矣。丹溪谓半夏能使大便润而小便长。成无己谓半夏行水气而润肾燥。《局方》半硫丸治老人虚秘，皆取其滑润也。俗以半夏为燥，误矣。湿去则土燥，痰涎不生，非其性燥也。惟阴虚劳损，非湿热之邪而用之，是重竭其津液，医之咎也，岂药之罪哉？

愚谓：同苍术、茯苓则治湿痰；同栝蒌、黄芩则治热痰；同南星、前胡则治风痰；同芥子、姜汁则治寒痰；惟治燥痰，但宜贝母、栝蒌，非半夏所司也。

半夏主治颇多，总是去湿健脾之效，苟无湿症，与半夏不相蒙也。

古人半夏有三禁，谓汗家、渴家、血家，为其行湿利窍也。

拣大而白者，水浸七日，每日换水，去衣净，更以姜汁、明矾、皂角同煮透，晒干。

造曲法：以半夏洗净，去衣研细，以姜汁、矾汤，搜和作饼，楮叶包裹，待生黄衣，去叶晒干。

芫 花

辛温，有毒。消痰饮、水肿、湿痹、咳逆上气、喉鸣咽肿、疝瘕痈毒。

李时珍云：仲景治太阳表不解，心下有水气，干呕发热而咳，或喘或利者，小青龙汤。表已解，头痛出汗，恶寒，心下有水气，痛引两胁，或喘或咳者，十枣汤。小青龙发散表邪，使水气自毛窍出，开鬼门也。十枣汤驱逐里邪，使水气自二便出，洁净府也。饮症有五，皆因内啜水浆①，外感湿气，郁而为饮。流于肺则为支饮，令人喘咳寒热，吐沫背寒；流于脾则为悬饮，令人咳唾②，痛引缺盆两胁；流于心下则为伏饮，令人胸满呕吐，寒热眩晕；流于肠胃，则为痰饮，令人腹鸣吐水，胸胁支满，或泄泻，忽肥忽瘦；流于经络，则为溢饮，令人沉重注痛，或作水肿。芫花、大戟、甘遂之性，逐水去湿，直达水饮窠囊之处。徐徐用之，取效甚捷。多即损人。

陈久者良，醋煮数沸，去醋，更以水浸一宿，晒干则毒去也。

菟丝子

甘平，肾家药也。益精髓，坚筋骨，止遗泄，主溺有余沥，去腰膝酸软。

菟丝子禀中和之性，凝正阳之气，不燥不寒，故多功于北方，为固精首剂。

水淘去泥，酒浸一宿，焙干研细。

五味子

肉中酸、甘，核中苦、辛、咸，故名五味。入肺肾二经。滋肾家不足之水，收肺气耗散之金，强阴固精，止渴止泻，定喘除嗽，敛汗明目。

东垣曰：五味子收肺气，乃火热必用之药，故治嗽以

---

① 水浆：原作"水酱"，据元禄本改。
② 唾：元禄本作"吐"。

之为君。但有外邪者不可骤用。

丹溪曰：五味子收肺，非除热乎？补肾，非暖水脏乎？乃热嗽必用之药。食之多虚热者，收补之骤也。黄昏嗽乃火浮入肺，不宜凉药，宜五味子敛而降之。

元素云：夏月困乏，无气以动，与黄芪、人参、麦门冬、五味子，少加黄檗，煎服，使人精神顿加，两足筋力涌出。

补药熟用，嗽药生用。

覆盆子

甘平，入肾。起阳治痿，固精摄溺。

强肾而无燥热之偏，固精而无凝涩之害，金玉之品也。

酒浸一宿，焙用。

使君子

甘温，入脾。杀虫退热，健脾止泻。

杀虫之药，多是苦辛，此独味甘，亦可异矣。且能扶助脾胃，收敛虚热，为小儿要药。

马兜铃

苦寒，入肺。清肺气，止咳嗽，定喘促。

体轻而虚，与肺同象，故专司喘嗽，以清热降气为功，不能补益也。

牵牛子

辛温，入肺及大小肠。利小便，通大肠，消水肿，逐痰饮，除气分湿热，疏三焦壅结。

牵牛，主脾家水气，喘满肿胀，下焦郁遏，腰背胀重，及大肠风秘气秘，卓有殊功。但病在血分及脾虚痞满者，不可服也。

时珍治一人肠结，服养血润燥药则泥膈不快，服硝黄利药则若罔知。其人形肥，膏粱①多郁，日吐酸痰乃宽，此三焦气滞，有升无降，津液皆化为痰，不能下滋肠胃，非血燥也。润剂多滞，硝黄入血，不能入气，故无效也。牵牛为末，皂角膏丸，才服便通。

一人素多酒色，二便不通，下极胀痛，用利药不效。是湿热之气壅塞精道，病在二阴之间，故前阻小便，后阻大便，病不在大肠、膀胱也。用楝子、茴香、穿山甲，倍用牵牛，煎服而愈。

碾取头末，去皮麸用，亦有半生半熟用者。皮能滞气，勿得误用。

天花粉

甘苦微寒。主内热干渴，痰凝咳嗽，烦满身黄，消毒通经。

---

① 粱：通"梁"。《素问·通评虚实论》："肥贵人则膏粱之疾也。"王冰注："粱，梁字也。"

苦能降火，甘不伤胃，故《本经》有安中补虚之称。虚热燥渴者，与之相宜。且清和疏利，又能消毒通经，然毕竟行秋冬之令，非所以生万物者也。

去皮，切片，水浸三日，逐日换水，捣如泥，绢滤澄粉，薄荷衬蒸，曝干。

实名瓜蒌，主胸痹肿毒，润肺止咳，涤痰解渴。丹溪赞其洗涤胸垢，为治渴神药。其子功用约略相同，研烂去油。

葛　根

辛甘，阳明经药也。主头额痛，解肌止渴，宣癍发痘，消毒解酲。

元素曰：升阳生津。脾虚作渴者，非此不除。不可多用，恐伤胃气。仲景治太阳阳明合病，桂枝汤内加麻黄、葛根。又有葛根黄连解肌汤，用以断太阳入阳明之路，非太阳药也。葛根葱白汤，为阳明头痛仙药。若太阳初病，未入阳明而头痛者，不可便服升麻、葛根，反引邪入阳明矣。

丹溪曰：癍疹已见红点，不可用葛根升麻汤，恐表虚反增癍烂也。

东垣云：干葛轻浮，鼓舞胃气上行，生津、解肌热，治脾胃虚泻圣药也。

本草《十剂》云：轻可去实，麻黄、葛根之属。盖麻黄乃太阳经药，兼入肺经，肺主皮毛；葛根乃阳明经药，兼入脾经，脾主肌肉。二药俱是轻扬发散，而所入迥然不同也。

天门冬

甘苦而寒，肺与肾之药也。主肺热咳逆喘促、肺痿、肺痈、吐血、衄血、干渴、痰结，通肾益精。

天门冬冷而能补，肺家虚热者宜之。然虚甚者，须与参、芪同进，不致伤胃。

时珍云：天门冬清金降火，益水之上源，故能下通肾气。若服之日久，必病滑肠，反成痼疾矣。

去心用。

百 部

苦甘微温。主咳嗽喘逆，杀传尸、寸白、蛔、蛲、疥癣、蝇、蠓、虱，一切诸虫。

时珍云：亦麦门冬之类，皆主肺疾。但百部气温，寒者宜之；门冬性冷，热者宜之，此为异耳。

何首乌

苦涩微温，肾肝药也。补血气，强筋骨，益精髓，黑须发，敛虚汗，固遗浊，止崩带，理痈疬，疗肠风，美颜色，久服令人有子。

肝主疏泄，肾主闭藏，何首乌苦以坚养肾阴，涩以收摄肝气，不燥不寒，功在地黄、门冬之上，为滋补良药。

白者入气，赤者入血。赤白合用，气血交培。

一老人见有藤二株相交，掘其根归，为末，空心酒服，发乌颜少，连生数男，此老姓何，故名何首乌，真神物也。

忌铁，竹刀刮去黑皮，米泔浸半日，切片，每赤、白各一斤，用黑豆三斗，每次用三升三合，以水浸过，甑内先铺豆一层，药一层，重重铺尽，沙锅上蒸之，豆熟为度，去豆，晒干，九次乃佳。

萆薢

苦平，胃与肝药也。搜风去湿，补肾强筋，主白浊茎中痛，阴痿失溺，恶疮。

入肝搜风，故能理风与筋之病；入胃祛湿，故能理浊与疮之病。古人称其摄溺之功，或称其逐水之效，何两说相悬耶？不知肾为闭蛰封藏之本，肾气强旺则自能收摄，而妄水亦无容藏之地。且善清胃家湿热，故能去浊分清也，杨氏萆薢分清饮正得此意。

杨子建云：小便频数无度，茎中痛者，必大腑不通，水液只就小肠，大腑愈加燥竭，甚则躁热。或因酒色，或因过食辛热荤腻，则腐物瘀血之类，随虚入于小肠故也。此乃小便频数而痛，与淋症涩痛者不同。用萆薢一两，盐水炒，为末，煎服。使水道转入大肠，仍以葱汤频洗谷道，令气得通，则小便数及痛自减也。

萆薢与土茯苓形虽不同，主用相仿，岂一类数种乎？
盐水拌炒。

土茯苓

甘平，入胃、肝二经。健脾胃，清湿热，利关节，治拘挛，止泄泻，除骨痛，主杨梅疮，解汞粉毒。

时珍云：杨梅疮，古无病者。近起于岭表，风土卑炎，岚瘴熏蒸，挟淫秽湿热之邪，发为此疮，互相传染，遍及海宇，类有数种，治之则一也。症属厥阴、阳明二经，如兼少阴、太阴则发于咽喉；兼太阳、少阳则发于头耳。盖相火寄于厥阴，肌肉属于阳明故也。用轻粉、银朱劫剂，七日即愈。水银性走而不守，加以盐、矾升为轻粉、银朱，其性燥烈，善攻痰涎，涎乃脾液，此物入胃，归阳明，故涎被劫，随火上升，从喉颊齿缝而出，疮即干愈。但毒气窜入经络筋骨，莫之能出，变为筋骨挛痛，发为痈毒，遂成废痼。土茯苓能健脾，去风湿。脾健而风湿去，故毒得以愈。近有秘方：土茯苓一两，苡仁、金银花、防风、木瓜、木通、白鲜皮各五分，皂荚子四分，人参、当归各七分，日饮三服。惟忌饮茶及牛、羊、鸡、鹅、鱼肉、烧酒、发面、房劳。

色白者佳。

威灵仙

辛咸，入太阳经。搜逐诸风，宣通五脏，消痰水，破坚积。

丹溪曰：威灵仙，痛风之要药也。其性好走，通十二经，朝服暮效。

辛能散邪，故主诸风；咸能泄水，故主诸湿。壮实者，诚有殊功；气弱者，反成痼疾。

茜 草

苦温，厥阴药也。行血滞，通经脉，理痛风，除寒湿。活血与红花相同，而性更通利。

忌铁。

防 己

辛寒，太阳药也。主下焦风湿肿痛，膀胱蓄热，通腠理，利九窍，散痈毒，利二便。

东垣云：防己苦寒，泻血中湿热，通其滞塞，此瞑眩之药，下咽令人身心烦乱，饮食减少。至于湿热壅塞及下注脚气，无他药可代。若劳倦虚热，以防己泄大便，则重亡其血，不可用一也；渴在上焦气分，而防己乃下焦血药①，不可用二也；外感邪传肺经，气分湿热而小便黄赤，此上焦气分，禁与血药，不可用三也。大抵上焦湿热皆不可用，下焦湿热审而用之。

防己为疗风水要药。治风用木防己，治水用汉防己。

去皮，酒洗，晒干。

木 通

甘淡微寒，心包络、小肠、膀胱药也。利小便，消水

---

① 血药：元禄本作"风药"。

肿，宣血脉，通关节，明耳目，治鼻塞，破积聚，除烦渴，安心神，散痈肿，清伏热，醒多睡，去三虫，堕胎下乳。

东垣曰：木通甘淡，助西方秋气下降，以利小便，专泻气滞也。肺受热邪，气化之源绝，则寒水断流，膀胱癃闭宜此治之。

时珍曰：木通上能通心清肺，理头痛，达九窍；下能泄湿祛热，利小便，通大肠，盖其能泄丙丁，则肺不受邪。能通水道，水源既清，则津液自化，而诸经之湿热皆从小便泄去。

本草云：通可去滞，木通、防己之属。夫防己苦寒，泻血分湿热；木通甘淡，泻气分湿热。

细而白者佳。

通　草

淡平，肺与膀胱药也。利水通淋，明目退热，下乳催生。

色白气寒，味淡体轻，故入肺经，导热使降，由膀胱下泄也。

钩　藤

甘苦微寒，手足厥阴药也。主小儿寒热惊痫，夜啼，瘈疭，客忤胎风，内钓腹痛，大人肝风目眩。

金银花

甘而微寒。主胀满下痢，消痈散毒，补虚疗风。近世但知其消毒之功，昧其胀痢风虚之用。余于诸症中用之，屡屡见效，奈何忽之耶？

泽 泻

甘咸微寒。肾与膀胱药也。利水道，通小便，补虚积，理脚气。

按：《本经》云久服明目，而扁鹊云多服病眼，何相反耶？盖水道利，则邪火不干空窍，故云明目。水道过于利，则肾气虚，故云病眼。又《别录》称其止遗泄，而寇氏谓泄精者不敢用，亦何相刺谬也？盖相火妄动而遗泄者，得泽泻清之，而精自藏矣。气虚下陷而精滑者，得泽泻降之，而精愈滑矣，况滑窍之剂。肾虚失闭藏之职者亦宜禁也。夫一药也，一症也，而或禁或取，变化殊途，自非博洽而神明者，未免对卷而疑，临症而眩。若格于理者，变变化化而不离乎宗。故曰：医不执方，合宜而用，斯言至矣。

菖 蒲

辛温，心肝药也。开心窍，消伏梁，除痰嗽，通九窍，明耳目，出音声，散风湿，止心痛，杀诸虫，辟鬼邪，理恶疮。

按：《仙经》历称菖蒲为水草之精英，神仙之灵药。然惟石碛水生，茎细节密不沾土者，方为上种。铜刀刮去粗皮，米泔浸之，饭上蒸之，借谷气而臻于中和，真有殊常之效。

海 藻

咸寒。主瘿疬痈肿，癥瘕，水肿，疝气，痰壅，食凝。

经云：咸能软坚，海藻咸能润下，寒能泄热，故无坚不溃，无肿不消。

洗净咸味，焙干。

昆 布

咸寒。主水肿噎膈，瘰疬恶疮。

昆布功同海藻。凡海中菜皆损人，勿多食。

洗去咸，焙干。

石 斛

甘而微咸，脾、肾药也。益中气，厚肠胃，长肌肉，逐邪热，壮筋骨，强腰膝。

石斛甘可悦脾，咸能益肾，故多功于水土二脏。但气性宽缓，无捷奏之功。古人以此代茶，甚清上膈。

凡使勿用木斛。石斛短而中实，木斛长而中虚，不难分辨。

骨碎补

苦温，肾经药也。主骨中毒气，风血痛，破血止血，补折伤，理耳鸣牙痛。

筋骨伤碎者能疗之，故名骨碎补。走入少阴，理耳牙诸疾。凡损筋伤骨之处，同黄米粥裹伤处有效。

焙过用。

谷　部

胡　麻

甘平，补中益气，养肺润肠，坚骨，明耳目，逐风湿，填脑髓，久服延年。

胡麻子填精益气，仙家所珍。取栗色者，名鳖虱胡麻，比色黑者更佳。

浮　麦

即小麦中水淘浮起者。止自汗、盗汗、虚热。

麦　芽

即大麦水浸生芽者。开胃下气，消食和中。

谷　芽

即大米谷水浸生芽者，启脾进食，宽中消谷。

神　曲

乃伏天，用白面百斤，青蒿汁三碗，赤小豆末、杏仁泥各三升，苍耳汁、野蓼汁各三碗，以配白虎、青龙、朱雀、玄武、勾陈、螣蛇六神，揉和作饼，楮叶包窨，如造酱黄法，待生黄，晒干，临用炒之。

消食下气，健脾暖胃，除吐止泻，破癥结，理痢疾。

按：神曲与谷麦二芽，脾胃虚人，常宜服之，以助戊己；熟腐五谷，须与参、术、香、砂同用为佳。

薏苡仁

甘平，保肺益脾，舒筋去湿，消水肿，理脚气。

色白入肺，味甘入脾，治筋者必取阳明，治湿必扶土气，故有舒筋消水之用。然性主秋降之令，每多下行。虚而下陷者，非其宜也。

淘晒炒。

粟　壳

酸涩微寒。止泻痢，固脱肛，治遗精，除久咳。

粟壳酸涩收敛，其性紧急，非久泻久嗽者不敢轻投也。世俗闻而畏之，概不肯用，不知久利滑脱者，非此不效。因噎而废食，良医弗为也。

水洗润，去蒂及筋膜，取薄皮，醋炒。

赤小豆

甘酸性平。消热毒，下水肿，散恶血，利小便，止泄痢。

世俗惟知治水，不知扶土所以制水。赤小豆健脾胃而消水湿，直穷其本也。其性善下，久服则降令太过，津血渗泄，令人肌瘦。一切毒肿，为末涂之，无不愈者。但性极黏，干即难揭，入苎根末，即不黏，此良法也。

此即五谷中常食之品。以紧小而赤黯色者入药，其稍大而鲜红、淡红色者，并不可用。

绿　豆

甘寒。利水消肿，解毒。止吐泻，解消渴。

白扁豆

甘平，脾之谷也。暖脾胃，止吐泻，解诸毒，消暑气，除湿热。

扁豆气味中和，土家契合，仓廪受培，自能通利三焦，升降清浊，土强湿去，正气日①隆。

炒熟，去皮。

豆 豉

苦寒。主伤寒头痛烦闷，温毒发癍，呕逆血痢，解肌发表，调中下气，卓有神功。炒熟，则能止汗。

蒸 饼

甘平。温中健脾，消食化滞，和血止汗，利三焦，通水道。

单面所造，酵水发成，惟腊月及寒食日蒸之，至皮裂去皮，悬之风干，以水浸胀，擂烂用。

饴 糖

甘温。补中健胃②，润肺止嗽，消痰止血，解渴解毒。熬焦酒服，能下恶血。

邢曹进，飞矢中目，拔矢而镞留于中，痛困俟死，一僧教以寒食饴点之，至夜疮痒，一钳而出，旬日而瘥。

---

① 日：元禄本作"自"，义长。
② 胃：《士材三书》本作"脾"。

卷 下

木 部

黄 檗

苦寒，沉而下降，为足少阴、足太阳引经之剂。肃清龙雷之火，滋濡肾水之枯，疏小便癃结，祛下焦湿肿。凡目赤耳鸣，口疮消渴，血痢吐衄，肠风，腰膝痿软者，咸资其用。

东垣云：小便不通而渴者，热在上焦气分，肺热则不能生水，法当淡渗，猪苓、泽泻之类。小便不通而不渴者，热在下焦血分，无阴则阳无以化，法当滋阴，黄檗、知母是也。

愚谓：黄檗制下焦命门阴中之火，知母滋上焦肺金生水之源。盖邪火焰明则真阴消涸，真阴消涸则邪火益烈，取知檗之苦寒以抑南扶北，诚如久旱甘霖，然惟火旺胃强者当之，乃称合剂。倘中气已残，则邪火虽亢，命曰虚炎。从事弗衰，将有寒中之变，非与甘温则大热不除。近世殊昧斯旨，而夭枉者不可胜数矣。

厚 朴

苦温，体重而降，脾胃药也。温中下气，是其本功，凡健脾宽胀，消痰止吐，消食止痛，厚肠利水，皆温中之力也。

能泻胃实，故平胃散收之，寒胀必需，乃结者散之之义。然行气峻猛，虚者勿多与也。

东垣云：苦能下气，故泄实满；温能益气，故散湿满。

质厚色紫者佳，去粗皮，姜汁浸炒。

杜　仲

辛温，入肾、肝气分之剂。补肾，则精充而骨髓坚强；益肝，则筋壮而屈伸利用，故腰膝酸疼，脊中挛痛者需之。又主阴下湿痒、小便余沥，皆补力之驯致者也。

酥炙，或盐酒炒，去粗皮。

樗白皮

苦而微温。专以固摄为用，故泻痢肠风，遗浊崩带者，并主之。然必病久而滑，始为相宜，若新病蚤①服，强勉固涩，必变他症而成痼疾矣。

时珍曰：血分受病不足者，宜用椿皮；气分受病有郁者，宜用樗皮。

凡用刮去粗皮，生用则能通利，醋炙即能固涩。

干　漆

辛温，降而行血，毒而杀虫，二者已罄其力能。若祛

---

① 蚤：通"早"，《说文解字注·虫部》言蚤："经传多假为早字。"

风止痛，除嗽，理传尸，正行血杀虫之效也。

性急多毒，弗得过用。凡畏漆者，嚼椒涂口鼻，免生漆疮。如杉木、如紫苏、如蟹，患漆疮者，皆可煎汤浴之。

煎干，炒令烟尽，存性。

金铃子

即楝实。味苦性寒。导小肠、膀胱之气，因引心包络相火下行，故疗心及下部疝气腹痛，杀虫利水也。

川产者佳，酒润去核焙。

楝根白皮，有杀虫治疮之功。

槐 子

苦寒，纯阴，肝经气分药也。主清热去湿，故可疗痔杀虫，明目固齿，肠风阴疮，吐衄崩带。

皂 荚

辛温，肺、胃与厥阴气分之剂。通关节，利九窍，破坚积，搜风逐痰，辟邪，杀虫，堕胎。

其味辛散，其性燥烈。吹喉鼻，则通上窍；导二阴，则通下窍；入肠胃，则理风湿痰喘肿满，杀虫；涂肌肤，则清风去痒，散肿消毒。

治急喉痹、缠喉风，用大皂荚四十挺，切，水三斗，浸一夜，煎至斗半，入人参末五钱，甘草末一两，煎至五升，去渣，入无灰酒一升，釜煤二匕，煎如饴，入瓶封埋地中一夜。每温酒下一匙，或扫入喉内，取恶涎尽为度，后含甘草片。

中风涎潮昏闷，宜稀涎散。大皂荚末一两，明矾五钱，每服五分，水调灌，不大吐，只微微涎出。

核，治大肠燥结，瘰疬肿毒。

刺，能治痈，未成能消，已成即溃，直达疮所，甚验。又治疠风，杀虫，颇著神功。

诃 子

酸苦涩温，肺与大肠之药也。酸涩能固肠止泻，苦温可下气宽中。止嗽化痰，亦下气之功，肠风止血，亦固肠之力。生用则能清金行气，煨熟①则能温胃固肠。

波斯国大鱼，放涎水中凝滑，船不能通，投诃子汤，寻化为水，则其化痰可知。

面裹煨透，去核。

水 杨

苦平。主久痢赤白，痈肿痘毒。

魏直云：痘疮顶陷，浆滞不行，或风寒所阻，用水杨枝叶五斤，流水一大釜，煎汤温浴之。如冷添汤，良久累起有晕丝者，浆行也。未满再浴，虚者止洗头面手足，初出及痒塌者勿浴。如黄钟一鼓而蛰虫启户，东风一吹而坚

---

① 熟：原作“热”，据元禄本改。

冰解冻①，诚有燮理②之妙也。

芜　荑

辛温。杀虫消积，主痔瘘、恶疮、疥癣。

苏　木

甘辛微酸，三阴经血分药也。发散表里风邪，疏通稽留恶血，风与血皆肝所主，大都入肝居多。少用则和血，多用则破血。

棕榈皮

性涩。止吐血衄血、肠风下痢、崩中带下。盖涩可去脱，宜于久病，不宜于新病。

炒极黑，存性。

巴　豆

辛热。祛脏腑停寒，破坚积痰癖，开通闭塞，疏利水谷，破血排脓，杀虫辟鬼。

巴豆禀阳刚雄猛之性，有斩关夺门之功，气血未衰，积邪坚固者，诚有神功。老羸衰弱之人，轻妄投之，祸不旋踵。

巴豆、大黄同为攻下之剂，但大黄性冷，腑病多热者宜之。巴豆性热，脏病多寒者宜之。故仲景治伤寒传里，

---

① 冻：原作"腹"，据《士材三书》本改。
② 燮理：协和治理。

恶热者多用大黄。东垣治五积属脏者，多用巴豆。世俗未明此义，往往以大黄为王道之药，以巴豆为劫霸之剂，不亦谬乎！

若急治为水谷道路之剂，去皮心膜油，生用；缓治为消坚磨积之剂，炒令紫黑用。

炒至烟将尽，可以止泻，可以通肠。用之合宜，效如桴鼓，此千古之秘，人所不知。

纸包压去油者，谓之巴霜。

巴豆壳，烧灰存性，能止泻痢。

桑白皮

甘辛，西方之药也。泻肺气，而痰水喘嗽皆除，长于利水者，乃肺金实则泻其子也。古称补气者，非若参芪之正补，乃泻邪所以补正也。愚者信为补剂，而肺虚者亦用之，大失桑皮之面目矣。刮去皮，蜜水炒。

子名桑椹，安神止渴，利水消肿。

楮 实

甘平。益肾助阳，疗肿去水，能软骨治哽。

枳 壳

苦辛微寒，疏泄肺与大肠之气，故能逐水消痰，化食宽胀，定呕止泻，散痞止痛。

小者名枳实，功力稍紧。夫枳壳、枳实气味不异，功用相同。古称枳壳主高主气，枳实主下主血，然仲景治上焦胸痹痞满，多用枳实，古方治下焦痢痔肠结，多用枳壳，由是则枳实不独治下，而枳壳不独治高也。盖自飞门以至魄门，皆肺主之，三焦相通，一气而已，则二物皆主利气，又何必分耶？

去瓤，麸炒。

栀　子

苦寒，肺经药也，轻飘上浮，所以泻肺中之火。金宫不被火扰，则治节之令、自能通调水道，下输膀胱。故丹溪云：能屈曲下行，降火从小便泄去。

寇氏曰：仲景治汗、吐、下后，虚烦不眠，用栀子豉汤。亡血亡津，脏腑失养，内生虚热，非此不可去也。

仲景多用栀子、茵陈，取其利小便而蠲湿热也。

古方治心痛，恒用栀子，此为火气上逆，气不得下者设也。今人泥丹溪之说，不分寒热，通用栀子，虚寒者何以堪之。

炒透用。

酸枣仁

味酸，性收，故其主疗多在肝胆二经。肝虚则阴伤，而烦心不卧。肝藏魂，卧则魂归于肝，肝不能藏魂，故目不得瞑。枣仁酸味归肝，肝受养，故熟寐也，其寒热结气，酸痛湿痹，脐下痛，烦渴虚汗，何一非东方之症，而有不疗者乎？世俗不知其用，误以为心家之药，非其性矣。

山茱萸

味酸微温，肝肾之药也。暖腰膝，兴阳道，固精髓，缩便溺，益耳目，壮筋骨，止月水。盖肾气受益，则封藏有度，肝阴得养，则疏泄无虞。味酸本属东方，而功力多在北方者，乙癸同源也。

汤润去核，核能滑精，切勿误用。

金樱子

酸涩而平，是以固精止泻，职有专司。当其半黄之时，正属采收之候，若至红熟则味已纯甘，全无涩味，安在其收摄之功哉？

丹溪云：经络隧①道，以宣畅为和平。而昧者资其涩性，以取快欲，必致他疾。自不作靖，咎将谁执？

去核并白毛净。

郁李仁

甘苦而润。其性主降，故能下气利水，破血润肠。

拌面作饼，微炙使黄，勿令太熟，空腹食之，当得快利，未利再进，以利为度。如利不止，以醋饭止之。忌食酪及牛、马肉，神验。但须斟酌虚实，勿得浪施也。

汤浸，去皮尖及双仁者，研如膏。

---

① 隧：原作"队"，据元禄本与《士材三书》本改。

女贞实

苦平。补肾，养神，变白[1]，明目。

冬青乃少阴之精，遇冬月寒水之令，而青翠不改，则其补肾之功，从可推矣。

酒浸蒸晒。

五加皮

辛温，入肝肾两经。肾得其养则妄水去而骨壮，故能主阴痿脊疼、腰痛脚软诸症。肝得其养则邪风去而筋强，故能理血瘀拘挛，疝气痛痹等症。《仙经》赞其返老还童，虽誉词多溢，然五加造酒，久久服之，添精益血，搜风化痰，强筋壮骨，卓有奇功。且其气与酒相宜，酒得之，其味转佳也。

枸杞子

味甘气平，肾经药也。补肾益精，水旺则骨强，而消渴目昏、腰疼膝痛无不愈矣。

弘景云：离家千里，勿食枸杞。甚言其补精强阴之功也。

按：枸杞平而不热，有补水制火之妙，与地黄同功，而除蒸者未尝用之，惜哉！

---

① 变白：《士材三书》本作"黑发"。

地骨皮

即枸杞根皮[①]也。苦而微寒，主治皆在肾、肝。夫肾水不足则火旺，而为骨蒸烦渴、吐血、虚汗。肝木不宁，则风淫而为肌痹、头风及骨槽风。惟地骨皮滋水养木，故两经之症，悉赖以治。

洗净沙土。

蔓荆子

辛而微温，足太阳经药也。主太阳头风、顶痛、目痛翳泪，亦能固齿。

去白膜，酒炒，打碎。

山茶花

止吐衄、肠风。取红者为末，童溺调服。

密蒙花

甘寒。主目痛、赤膜多泪、羞明障翳。

酒蜜拌，微炒。

侧　柏

苦辛微温。主吐血衄血、痢血肠风、崩带、湿痹、冷风历节痛。炙罨冻疮，汁涂黑发。

丹溪：柏属阴善守。故采其叶者，随月建方取之，得月令之旺气，为补阴之要药。其性温燥，大益脾土，以滋

① 皮：原无，据元禄本补。

其肺。

时珍曰：柏性后凋，禀坚凝贞静之质，乃多寿之木。故道家以之点汤代茶，元旦以之浸酒辟邪。麝食之而体香，毛女食之而身轻，亦其证验矣。

柏子仁

甘平，心肾药也。益气养血，清心安神，补肾助阳，去湿润燥，辟邪益智，久服颜色美泽，耳目聪明。

时珍曰：柏子甘平，不寒不燥，甘而能补，辛而能润，其气清香，能透心肾，益脾胃，仙家上品药也。《列仙传》云：赤松子久食柏实，齿落更生，行及奔马。非虚语也。

炒去衣，研细。

松 香

苦甘平。主一切疮痍，除热祛风，排脓化毒，生肌止痛，杀虫疗疠。

弘景云：松、柏皆有脂，凌冬不凋，理为佳物。

时珍曰：脂乃英华，在土①不朽，流膏日久，变为琥珀，宜其可以辟谷延龄。

大釜加水，白茅衬甑，又加黄沙寸许，布松脂于上，炊以桑薪，汤减频添热水。候松脂尽入釜中，取出投于冷水，既凝又蒸，如此三过乃佳。服之通神明，去百病。

---

① 土：原作"上"，据元禄本与《士材三书》本改。

松 节

搜风舒筋，燥血中之湿。

松 子

益肺止嗽，补气养血，润肠止渴，温中搜风，润皮肤，肥五脏。阴虚多燥者，珍为神丹。

肉 桂

甘辛性热，入脾、肾二经。益火消阴，温中健胃，定吐止泻，破瘀堕胎，坚骨强筋。

桂心主风寒痛痹，心腹冷疼，破血结、疹癖癥瘕、膈噎胀满，内托痈疽①，引血化脓。

桂枝主伤风头痛，调营散邪，去皮肤风湿手臂痛。

在下近根者为厚桂，亦名肉桂；在中者为桂心；在上枝条为桂枝，亦名薄桂，亦名柳桂。

好古云：或问仲景治伤寒当汗者，皆用桂枝汤。又云：无汗不得用桂枝，汗多者用桂枝甘草汤，一药二用，其义何也？曰：仲景云太阳中风，阴弱者汗自出，卫实营虚，故发热汗出。又云：太阳病发热汗出者，此为营弱卫强，阴虚阳必凑之，故皆用桂枝发汗。此调其营气，则卫气自和，风邪无所容，遂从汗解，非桂枝能开腠发汗也。汗多用桂枝者，以之调和营卫，则邪从汗去而汗自止，非

---

① 疽：原作"疸"，据元禄本改。

桂枝能止汗也。昧者不知其意，遇伤寒无汗者亦用桂枝，误之甚矣。桂枝汤下发汗，发字当作出字，汗自然出，非若麻黄能开腠出其汗也。

《医余录》云：有人患赤眼肿痛，脾虚不能食，用凉药治肝则脾愈虚，用暖药治脾则目愈痛。但于温平药中倍加肉桂，制目而益脾，一治两得之。故曰：木得桂而枯是也。

用三种桂，并忌见火。刮去粗皮。

辛　夷

辛温。温中解肌，通关利窍。凡鼻渊、鼻衄、鼻塞、鼻疮，并研末，入麝，葱白蘸入，甚良。

时珍曰：鼻通于天。天者，头也，肺也。肺开窍于鼻，而胃脉环鼻而上行。脑为元神之府，而鼻为命门之窍。中气不足，清阳不升，则头为之倾，九窍为之不利。辛夷辛温走气而入肺，其体轻浮，能助胃中清阳上通于天，故能温中，治头、面、目、鼻之病。轩岐之后，达此理者，东垣一人而已。

刷去毛，微焙。

沉　香

辛而微温，脾肾之剂也。调和中气，温暖命门。凡胀闷霍乱，癥癖积聚，中恶鬼邪，大肠虚闭，小便气淋，男子精冷，女人阴寒，及痰涎血出于脾者，并为要药。

按：沉香温而不燥，行而不泄，扶脾而运行不倦，达肾而导火归元，有降气之功，无破气之害，洵为良品。

磨细澄粉，忌见火。

丁 香

辛温，温胃进食，止呕定泻，理肾气奔豚，救痘疮灰白。

按：丁香温中健补，大有神功。须于丸剂中，同润药用乃佳。独用、多用，易于僭上，损肺伤目。

去丁盖乳子，勿令见火。

檀 香

辛温，脾、肺药也。温中下气，理噎膈吐食，消风热肿毒，引胃气上升，以进饮食。

东垣云：白檀调气，引芳香之物，上至极高之分。最宜橙、橘之属，佐以姜、枣、葛根、缩砂、豆蔻，通行阳明经，在胸膈之上，咽嗌之间，为理气要药。

入汤泡，勿煎，入丸锉磨用①。

降真香

内服能行血破滞，外涂可止血定痛。焚之祛邪，佩之辟鬼。

按：沉香色黑，故走北方而理肾；檀香色黄，故走中央而扶脾；降香色赤，故走南方而理血。此物理之确然昭著者。

---

① 入汤泡勿煎入丸锉磨用：原无，据《士材三书》本补。

乌　药

辛温。理七情郁结，气血凝停，霍乱吐泻，痰食稽留，肿胀喘急，脚气疝气，止小便频，去腹中虫。

大抵辛温香窜，为散气神药，故百病咸宜。虽猫犬之疴，无不治疗，但专泄之品，与藜藿者相宜，锦衣玉食之人，鲜不蒙其害者。惟与参、术同行，庶几无弊。

酒浸一宿，炒。

乳　香

辛而微温。以活血和气为功，故能定诸经之痛。内消肿毒，托里护心，生肌止痛①，去风舒筋，止痢，催生。一名薰陆香。

以酒研如泥，水飞晒干。

或同灯心研，则易细。

没　药

苦平。破血攻瘀，止痛消肿，生肌明目。

乳香活血，没药散血，故止痛生肌，约略相同。外科往往相兼而用。

修治与乳香同。

血　竭

甘咸，厥阴药也。行血止痛，能收合疮口。性急，不

① 止痛：《士材三书》本作"去腐"。

可多使，却引脓。

味咸走血，色赤象血，厥阴为藏血之脏，故独入焉。乳香、没药虽主血分，而兼入气分，此则专于血分者也。

研细，待众药磨完，然后入之。若同众药捣，则化作尘飞也。

安息香

辛苦，性平。主心腹恶气结聚，蛊毒，霍乱，鬼邪传尸。从安息国来，不宜于焚而能发众香，故人取以和香，乃辟邪去恶之圣药。

酒煮研。

苏合香

甘温。芳香气窜，通达诸窍，流行百骸，故其主治，辟邪杀鬼，止魇截疟。

冰片

辛苦，微温。通诸窍，散郁火，利耳目。主喉痹脑痛，鼻瘜齿痛，伤寒舌出，小儿痘陷。

东垣曰：龙脑入骨，凡风病在骨髓者宜之。若风在血脉肌肉，辄用脑麝，反引风入骨，如油入面，莫之能出。

时珍曰：古方皆言龙脑辛凉入心，故目疾、惊风及痘疮心热血瘀倒靥者，引猪血入心，使毒散于外，则痘发。此似是而非也。目与惊与痘，皆火病也。火郁则发之，从治之法，辛主发散故也。使壅塞通利，经络条达，而惊热自平，疮毒能出。用猪心血引龙脑入心，非龙脑能入心也。

廖莹中：热酒服龙脑，九窍流血而死。非龙脑有毒，乃热酒引其辛香，气血沸乱而然也。

樟 脑

辛热。纯阳，故长于去湿，杀虫，宣通关窍。

阿 魏

辛温。破结块，杀细虫，消肉积，辟鬼，截疟，止痢，解毒止臭。

谭远：久疟，用阿魏、朱砂各一两，研匀，米糊丸皂子大，空心人参汤化服一丸即愈。如痢疾，以黄连木香汤下。盖疟痢多起于积滞故耳。

芦 荟

苦寒。厥阴药也。其用专主泻肝涤热，故能杀虫，明目，疗癣。傅齿，小儿惊痫疳𧏙。

胡桐泪

咸苦而寒。车师国胡桐树脂也。除瘰疬，清咽喉，固齿牙。

味咸入骨，性寒涤热，故主治如前。

菜　部

韭

味辛温。温中下气补虚，益阳固精，止痢除噎，散结。主吐血，唾血，衄血，尿血，女人经脉逆行，打扑损伤。生捣汁服，散胃脘瘀血，理胸痹刺痛。

《素问》言心病宜食韭，《本草》言其归肾，文虽异而理则相贯。盖心乃肝之子，肾乃肝之母，母能令子实，虚则补其母也。

韭子补肾、肝，暖腰膝，主男子精滑、溺频，女人白淫、白带。

曝干，去黑皮，炒黄。

葱　白

辛温，入手太阴、足阳明经。专主发散，以通上下阳气，故伤寒头痛用之。少阴下利清谷，里寒外热，厥逆脉微，白通汤主之，亦有葱白。面赤者，四逆汤加葱白。成注云：肾恶燥，急食辛以润之，葱白辛温以通阳气也。

阴症厥逆唇青，用葱一束，去根及青，留白二寸，烘热，安脐上以熨斗熨之，葱坏则易，热气透入，服四逆汤即瘥。

葱同蜜食，能杀人。

大　蒜

辛温。健脾，下气，消谷，化肉，破结，杀鬼。

捣烂，同道上热土，新汲水服，能救中暑。

捣汁饮，主吐血心痛。

同黄丹止疟痢。

捣涂脐，能下焦消水利二便。贴足心，引热下行，止吐衄。

纳肛，通幽门，治关格。

隔蒜片，灸一切毒肿。

辛能散气，热能助火，久食多食，伤肺损目，昏神伐性。患痃癖者，每日取三颗，截却两头吞之，名曰内灸，必效。

白芥子

辛热，入手太阴与足阳明。温中散寒，豁痰利窍，止心腹痛，散痈肿瘀血。

多食则昏目动火，泄气伤精。

丹溪曰：痰在胁下及皮里膜外，非白芥子莫能达。

虚人痰嗽，白芥子同苏子、卜子煎好入蜜，与姜汁各一匙，殊妙。

萝卜

辛甘。下气消食，和中化痰，解醒散血，大治吞酸。捣汁服，治吐衄血、消渴；涂跌打、汤火伤；解面毒。

杨亿云：种芋三十亩，省米三十斛；种卜三十亩，益米三十斛。则萝卜果能消食也。

服地黄、何首乌，忌食萝卜，令人髭发白。有人被贼火熏垂死，以萝卜菜生嚼汁，咽即苏。

子能定喘消痰，消食除胀，利大小便，消痈肿毒。生用能升，熟用能降。

生 姜

辛温，肺、脾药也。益脾、肺，散风寒，通神明，去秽恶，止呕吐，化痰诞，除烦闷，去水气，消胀满，定腹痛，杀长虫①，消宿食，理冷痢，通血闭。

生用发散，熟用和中。要热则去皮，要冷则留皮，秋多食姜，至春患眼。痈疽食姜，则生恶肉。孕妇食姜，令儿多指。

孙真人云：姜为呕家圣药，呕乃气逆不散，姜则辛以散之也。

夜勿食姜者，夜令主阖，而姜性主辟也。秋勿食姜者，秋令主收，而姜性主散也。

早行含一块，不犯雾露清湿之气、山岚不正之邪。

凡中风、中暑、中气、中毒、中恶、霍乱一切卒暴之病，姜汁与童便同服立效。姜能开痰下气，童便降火也。

姜皮性凉，和脾胃，消水肿，除胀满，去目翳。

干 姜

乃江西所造，水浸三日，去皮，浸六日，更刮去皮，

---

① 杀长虫：元禄本作"杀虫"。

晒干，置瓷缸中酿三日始成。

辛热之性，肺、脾药也。温中下气，止呕消痰，破瘀生新，搜寒攻湿，尽有生姜之功而力量更雄也。

生则逐寒邪而发表，炮则除胃冷而守中。多用则耗散元气，盖辛以散之，壮火食气也，须生甘草缓之。

服干姜者，多僭上；不可不知。引血药入血分、气药入气分，去瘀养新，有阳生阴长之意，故吐衄、肠风血虚者，多宜黑姜。乃热因热用，从治之法也。

胡 荽

辛平。消谷进食，通心发痘，利大小肠，通小腹气，拔四肢热，解鱼肉毒，辟鬼邪气。

茴 香

辛温。暖下焦，逐膀胱、胃间冷气，调中进食，疗诸疝、腹痛吐泻。

形如麦粒为小茴香，性温宜入食料。形如柏实裂成八瓣者为大茴香，性热损目，不宜入食料①。

微炒。

山 药

甘平，脾、肺药也。补脾、肺，益肾阴，养心神，除烦热，止遗泄，固肠胃。生捣，贴肿毒能消散。

---

① 不宜入食料：《士材三书》本作"不宜多用"。

山药色白归肺，味甘归脾。其言益肾者，金为水母，金旺则生水也。土为水仇，土安则水不受侮也。

炒黄用。

百合

甘平。温肺止嗽，补中益气，利大小便，安和心胆，止涕泪，主百合病，辟邪鬼魅。

果　部

杏仁

辛苦微温，手太阴药也。润肺燥，除风热，定咳嗽，散滞气，消食积，润大肠，杀狗毒，烂索粉积。

辛能横行而散，苦能直行而降，遂为要剂。

汤浸，去皮尖，炒黄研细。风寒肺病药中连皮尖用，取其发散。

双仁者有毒。

巴旦杏，味甘美，止咳下气，润肠化痰，功力稍薄。

乌梅

酸涩。主敛肺涩肠，生津化痰。安蛔清热，截疟止痢，消酒定嗽。

白梅即霜梅。主中风牙关紧闭，擦牙龈，涎出即开。止泻治渴，止下血崩带，功仿乌梅。

桃　仁

甘辛微温。主血结瘀闭癥瘕，润肠杀虫。

苦重于甘，气薄味厚，厥阴血分药也。

凡行血连皮尖，生用活血润燥。去皮尖炒用。

大　枣

甘平，脾之果也。补脾益气，润肺止嗽，杀附子毒。东垣曰：和阴阳，调营①卫，生津液。

仲景治奔豚用大枣者，滋脾土以平肾气也。治水饮胁痛有十枣汤，益脾土而胜妄水也。

枣能调脏腑，和百药，为切要佳品。若食之太多则损齿生虫。

好古云：中满者勿食甘，甘令人满。故仲景建中汤心下痞者，减饴、枣，与甘草同例。

食蛀枣止秋痢。

红枣主治相同，功力稍逊。止泻药用以作丸。

梨

味甘寒。润肺凉心，消痰降火，止嗽除渴。生者清六腑之热，熟者滋五脏之阴。

梨者，利也，流利下行之谓也。多食令人寒中发泻，脾虚者尤②禁。

① 营：原无，据元禄本补。《士材三书》本作"荣"。
② 尤：原作"犹"，据元禄本与《士材三书》本改。

卷

下

八
一

木 瓜

酸温，脾肝药也。强筋舒筋，主脚气，霍乱，转筋。收摄脾土，去湿热，止吐泻，化痰食，理水胀。

木瓜专主筋病，然皆脾病，非肝病也。肝虽主筋，而转筋则由湿热或寒湿之邪袭伤脾，故转筋必起于足腓，腓及宗筋皆属阳明。木瓜治转筋，非益筋也，理脾以伐肝也。孟诜云：多食木瓜，损齿及骨。皆伐肝之明验。

陶弘景云：转筋时，但呼木瓜名及书土作木瓜字皆愈，此理亦不可解。

山 楂

酸温。消油腻肉食之积，化血瘀瘕癖之疴，祛小儿乳食停留，疗女人儿枕作痛，理偏坠疝气，发痘疹不快。

按：山楂味中和，消油垢之积，故幼科用之最多。若伤寒为重症，仲景于宿滞不化者，但用大、小承气，一百一十三方中并不用山楂，为其性缓，不可以肩弘任巨耳。煮老鸡硬肉，入山楂数枚即易烂，则消肉积之功可推矣。

核有功力，不可去。

石榴皮

止下痢泄精，肠风崩带。

性极酸涩，善于收摄，新病者勿早服也。

不拘干湿，勿犯铁器。浆水浸一夜，取出用，其水如墨汁。

陈 皮

苦辛而温，入太阴经。健脾开胃，下气消痰，消谷进食，定呕止泻。

能补能消，能散能降，调中理气，功在诸药之上。

辛宜于肺，香利于脾，肺为摄气之□，脾为元气之母，陈皮理气，故为二经要药。同补药即补，同泻药则泻，同升药则升，同降药则降，故利用最弘。

去白者理肺气，留白者和胃气。

筋膜及蒂并去之，芳香之品，不见火则力全也。

小者为青皮。功用悉同，但性较猛耳。青皮，如人当年少英烈之气方刚；陈皮，如年至老成则燥急之性已化。青皮入肝者以其色也，究竟主肺、脾之症居多。疟脉自弦，肝风之祟。青皮入肝散邪，入脾涤痰，故疟家为必需之品。

橘肉，甘者润肺，酸者聚痰。

核，疏疝气。

叶，散乳痈。

枇杷叶

苦辛平，肺胃药也。清肺则降火而除痰嗽，和胃则宽中而止呕哕。

胃病以姜汁涂炙，肺病以蜜水涂炙。

肥厚而大者良。刷去毛净，不尔令人咳。

白　果

甘平。熟食温肺益气，定喘嗽，缩小便，止白浊，除白带。生食降痰消毒杀虫。嚼浆涂面，去皱疱及疥癣疳䘌阴虱。

胡　桃

甘温。温肺止嗽，养血润肠，利三焦气，益命门火。

时珍曰：夫三焦者，元气之别使。命门者，三焦之本原。盖一原一委也。命门指所居之府而名，为藏精系胞之物。三焦指分治之部而名，为出纳熟腐之司。命门在七节之旁，两肾之间，下通二肾，上通心肺，贯属于脑。为生命之原，相火之主，精气之府。《灵枢》已著其厚薄缓急之状，而《难经》不知原委之分，以右肾为命门，谓三焦有名无状。高阳伪诀承其谬说，以误后人。至朱肱、陈言、戴起宗始辟之，而知者尚少。胡桃仁颇类其状，故入北方，通命门，利三焦，为肾命之药。夫命门与肾相通，藏精血而恶燥。若肾命不燥，精气内充，则饮食自健，肠腑润而血脉通。命门既通，三焦自利，故上通于肺而止虚寒喘嗽，下通于肾而止腰脚虚痛，内而腹痛可已，外而疮毒可散，其利溥哉。

龙　眼

甘温。养心益智，开胃益脾，润肺止咳。

橄　榄

涩而甘平。生津①止渴，清咽止咳，开胃下气，止泻固精，解一切鱼毒及酒毒。

榧　子

消谷进食，杀虫化积，止嗽助阳，疗痔止浊。

槟　榔

苦辛微温。下气消胀，逐水除痰，杀虫治痢，消食破积，止疟疗疝，脚气瘴疠。

按：槟榔泄至高之气，能坠诸药达于下极，故治痢家后重如神。闽广多瘴疠，嗜之以为上珍。苟无瘴疠②而食之，宁无损正之忧乎？

去空心者，刮③去脐皮，见火无功。

大腹皮

辛温。主水气浮肿，脚气壅逆，胎气恶阻。

大腹子与槟榔同功。

大腹树多集鸩鸟，用其皮者，豆汁洗净。

川　椒

辛热。通三焦，补命门，散寒除湿，解郁消食，理痹止泻，壮腰膝，缩溺频，除寒嗽，消水肿，祛痰饮，破癥结，伏蛔虫。

---

① 津：原作"精"，据元禄本与《士材三书》本改。
② 疠：原无，据元禄本与《士材三书》本补。
③ 刮：原作"括"，据元禄本与《士材三书》本改。

按：椒性下达命门，益下不上冲，盖导火归元也。味辛应四方之气，故入肺而奏止嗽下气之功。性温禀南方之气，故入肾而奏扶阳益火之效。乃玉衡星之精，善辟疫伏邪，此岁旦有椒柏酒也。凡空心朝起，以沸汤送生椒二十颗，有治热治冷之妙，有消食散寒之奇，久服则永不受风寒湿，大能温补下焦，亦神异之品也。邵武府张伯安，腰痛痰喘，足冷如冰，面赤如绯，六脉洪大，按之则软，服八味无功。用椒红、茯苓蜜丸，盐汤下，甫二十日而安。

去核及闭口者，微炒使出汗，捣去黄壳，取红用。

椒核利小便，治水肿、痰饮、耳聋、盗汗。

吴茱萸

辛热，脾、肝、肾三阴经药也。温中下气，开郁止痛，逐风除湿，定吐止泻，理关格中满，脚气疝瘕，制肝燥脾。

按：川椒善下，茱萸善上，故食茱萸者，有冲膈、冲眼、脱发、咽痛、动火发疮之害。

盐汤浸去烈汁，焙干用。

陈久者良，闭口者多毒。

茗

苦甘微寒。下气消食，清头目，醒睡眠，解炙煿毒、酒毒，消暑；同姜治痢。

按：茗得天地清阳之气，故善理头风，肃清上膈，使中气宽舒、神情爽快，此惟洞山上品，方获斯功。至如俗用杂茶，性味恶劣，久饮不休，必使中土蒙寒，元精暗烁，轻则黄瘦减食，甚则呕泄痞肿，无病不集，害可胜数哉？《茶序》云：消停释滞，一日之利暂加①；瘠气侵精，终身之累斯大。东坡云：除烦去腻，不可无茶，然空心饮茶，直入肾经，且寒脾胃，乃引贼入室也。

甜瓜蒂

苦寒。伤寒病在上焦，懊憹，逆气冲喉不得息，膈上有痰食水气，同香豉煮糜去滓，服之取吐。

瓜蒂吐法，《素问》所谓在上者，因而越之也。若夫②脉虚者，不敢用此法。凡虚弱人均宜戒之。

西 瓜

甘寒。解暑消烦，止渴利水。

西瓜性冷，世俗取一时之快，忘伤胃之忧，古人有天生白虎汤之号，稔其寒也。愚者妄云不伤脾胃，误矣。

藕

味甘平。生者，散血清热，解渴除烦；熟者，补中开胃，消食和中。捣绞澄粉，乃其精华也，安神开胃，喜悦忘忧。

莲 子

甘平。补中，养神清心，固精止泻，除崩带赤白浊，安靖上下君相火邪，使心肾交而成既济之妙。

---

① 加：元禄本与《士材三书》本作"佳"，义长。
② 夫：元禄本作与《士材三书》本作"尺"。

莲 须

甘涩。清心止血，通肾固精，男子肾泄，女子崩带。

荷 叶

开胃消食，止血固精。

叶蒂安胎。

东垣云：洁古先生口授枳术丸①方，用荷叶烧饭为丸。夫震者，动也，人感之生，足少阳甲胆为生化万物之根蒂，饮食入胃，营气上行，即甲胆之气，与三焦之气，同为生发之气。《素问》云：履端于始，序则不愆。荷叶生于水土之下，其色青，其形仰，其中空，象震卦之体。食药感此气之化，胃气何由不升乎？更以烧饭和药与术协力补脾，不致内伤，其利广美。

芡 实

甘而微涩。补中助气，益肾固精。

古方芡实与莲子对配，金樱膏和丸，固精神剂。

芡本无大益，而比之水硫黄，何也？食芡者必枚啮而咀嚼之，使华液流通，转相灌溉，其功胜于乳石也。

---

① 枳术丸：原作"枳实丸"，据《本草纲目》果部第三十三卷莲藕条改。

寓 木 部

茯 苓

甘淡而平，入手足太阴、足太阳。补中开胃，利水化痰，安神定悸，生津止泻，止呕逆，除虚热。

赤者专主利小便、祛湿热。

茯苓借松之余气而成，得土气最全，故作中宫上药。《本草》言其利小便，伐肾邪。东垣乃言小便多者能止，涩者能通。丹溪又言阴虚者不宜用，义似相反，何哉？茯苓淡渗上行，生津液，开腠理，滋水之原而下降利小便。洁古谓其属阳浮而升，言其性也。东垣谓其阳中之阴降而下，言其功也。经云：饮食入胃，游溢精气，上输于肺，通调水道，下输膀胱。则知淡渗之药，俱先上升而后下降也。小便多，其源亦异。经云：肺气盛则小便数，虚则小便遗。心虚则少气遗溺；下焦虚则遗溺；胞移热于膀胱则遗溺；膀胱不利为癃，不约为遗溺；厥阴病则遗溺。所谓肺盛者，实热也，必气壮脉强，宜茯苓以渗其热，故曰小便多者能止也。若肺虚、心虚、胞热、厥阴病者，皆虚热也，必上热下寒、脉虚而弱，法当用升阳之药，升水降火。膀胱不约，下焦虚者，乃火投于水，水泉不藏。脱阳之症，必肢冷脉迟。法当用温热之药，峻补其下。二症皆非茯苓辈淡渗之药所能治，故曰阴虚者不宜用也。

茯 神

主用与茯苓无别。但抱根而生，有依附之义，故魂魄不安不能附体者，乃其专掌也。

赤茯苓

但能泻热行水，并不及白茯苓之多功也。

琥 珀

甘平。消瘀血，利小肠，通五淋，安魂魄，辟鬼邪，去目翳。

丹溪曰：琥珀能燥脾土，脾能运化，则肺气下降，故小便可通。若因血少而小便不利者，反致燥急之苦。

猪 苓

甘淡而平，入足太阳。开腠理，利小便，疗痎疟。

利小便之剂无如此驶①，故不入补剂也。

雷 丸

苦寒。清胃热，杀三虫。

《本经》称其利丈夫，《别录》云久服阴痿，似乎相反。不知利者疏利也，疏利太过则闭藏失职，故阴痿也。

桑寄生

甘平。和血脉，助筋骨，充肌肤，坚发齿，安胎

---

① 驶：古通"快"。宋·张师正《括异志·魏侍郎》："舟经大孤山，方乘顺风舳，甚驶。"

止崩。

丹溪曰：海外地暖不蚕，桑无采捋之苦，则生意浓，自然生出。何尝节间可容他子耶？

连桑枝采者乃可用之，伪者损人。

忌铁，忌火。

苞 木 部

竹 叶

甘寒。清心热，降肺气，止咳逆，解狂烦。

竹 茹

降火止呕，清肌肤热，理吐衄血。疗伤寒劳复，小儿热痫，妇人胎动。

竹 沥

主中风痰涌不语，颠狂胸痹。凡痰在经络四肢及皮里膜外，非此不能达。丹溪曰：世俗食笋，自幼至老，未有因其寒而病者。沥即笋之液也，又假火而成，何寒之有？

时珍曰：竹沥宜风火燥热之痰。胃虚肠滑者，何可饵也。

天竺黄

甘寒。清心化痰，主中风痰涌失音。小儿惊痫天吊。气性中和，故小儿宜之。

虫　部

蜂　蜜

甘平。和营卫，润脏腑，通三焦，理脾胃，解诸毒，和百药，导便结。

生能清热，熟则补中。

凡炼蜜一斤，入水四两，银石器内慢火炼，掠去浮沫，至滴水不散为度。

蜡主下痢，贴疮生肌止痛。

五倍子

酸平。敛肺，降火化痰，止嗽，敛汗，止痢，解热毒，生津液，敛溃疮，收脱肛，掺口疮，止诸血。凡口齿咽喉，眼鼻皮肤，风湿疮癣，皆不可缺。

桑螵蛸

兴阳益精，固遗泄，摄小便。浆浸一日焙。

白僵蚕

蚕之病风者也。治风化痰，散结行经，所谓因其气相感，而以意使之者也。盖厥阴、阳明之药，故又治诸血病、疟与疳也。

咽喉肿痛及喉痹，下咽立效，大能救人。

去绵并黑口炒之。

蚕 蛾

益精固精，强阳不倦。

雄者入药，炒去足翅。

蚕 沙

熨风痹及治一切关节皮肤。其性温燥，能胜风去湿。麻油浸研，主烂弦风眼，涂之二三次顿瘥。

斑 蝥

攻血积，利水道，治疝瘕，解疔毒、猘犬毒、蛊毒、轻粉毒。治疬堕胎。

按：斑蝥专主走下窍，直至精溺之处，蚀下败物，但痛不可当。虚者大禁。

麸炒醋煮。

蝎

主中风半身不遂，口眼㖞斜，语涩，手足抽掣。小儿惊风尤为要药。

专入厥阴，理肝胆家症。去足炒。

水 蛭

咸苦而寒。攻一切恶血坚积。

腹中有子者去之。性最难死，虽火炙为末，得水即活。

若水蛭入腹，生子为害，肠痛黄瘦，惟用田泥和水数碗饮之，必尽下。盖蛭在人腹，忽得土气而下耳。或牛羊热血，同猪脂饮之，亦下也。

蝉 蜕

咸甘而寒。开腠理，宣风热，发痘疹，除目翳，出音声，止疮痒，小儿噤风天吊，夜啼惊痫。

蝉乃土木余气所化，餐风吸露，其气清虚，故主疗一切风热。止夜啼者，取其昼鸣而夜息也。

去泥、足、翅，洗晒。

蝼 蛄

去水甚捷，但虚人难用。兼主瘰疬骨哽①，出肉中刺、箭镞杵，汁滴三五次自出。

去足、翅，炒。

䗪 虫

破一切血积，跌打重伤。焙，服一二钱，接骨神效。

去足，炒。

虻 虫

凡血在脏腑经络者，祛逐攻下。盖食血而能治血，因其性而为用也。

去足、翅焙。

鳞 部

龙 骨

甘平性涩。涩可去脱，故能收敛浮越之气。固大肠，

---

① 哽：原作"硬"，据《士材三书》本改。

止遗泄，下血定惊，止汗，除崩带。

煅赤研细，水飞，稍不细则沾肠胃以作热①。

龙　齿

镇心神，安魂魄。龙者东方之神，故其骨与齿皆主肝病。

许叔微云：肝藏魂，能变化，故魂游不定者治之以龙齿。

煅过，研细，水飞。

穿山甲

咸，微寒。主痰疟，通经脉，下乳汁，消痈肿，排脓血，通窍，发痘，杀虫。

好食蚁，故治蚁瘘。

其性走窜，未可过服。

炒黄打碎。

蕲　蛇

咸温，有毒。主一切风症，中风、大风、惊风、白癜风。蛇性窜利，内走脏腑，外彻皮肤，无处不到。然有毒，不敢轻用。其蛇龙头虎口，黑质白花，胁有二十四个方胜文，腹有念珠班②，口有四长牙，尾上有一指甲，长一二分，肠形如连珠。

---

① 沾肠胃以作热：元禄本与《士材三书》本作"粘着肠胃晚年作热"。

② 班：通"斑"，《说文通训定声·文部》言斑"又或假班为之"。

酒浸一宿，炭火焙干，埋地中，出火毒。去皮骨，取肉用。

介　部

龟　甲

咸平，肾经药也。禀北方纯阴之气而生，大有补水制火之功，故能强筋骨，益心智，止咳嗽，截久疟，去瘀血，止[1]新血。

大凡滋阴降火之药，多是寒凉损胃，惟龟甲益大肠，止泄泻，使人进食，真神良之品也。龟、鹿皆灵而寿。龟首藏向腹，能通任脉，故取其甲以养阴。鹿鼻反向尾，能通督脉，故取其角以养阳。

去胁用底，去黑皮，酥炙。

鳖　甲

咸平，肝经药也。截久疟，消疟母，破癥瘕，行瘀血，退烦热，补新血。

按：龟、鳖皆主养阴涤热，鳖色青，故入东方而理肝家诸症。龟色黑，故走北方而理肾部诸症。

七肋者佳。不经汤煮者，醋炙黄，研细。

蟹

味咸性寒。散结血，通经脉，退诸热，疗漆疮，续筋

---

① 　止：疑为"生"之误。

骨。爪破血堕胎。

最能动风，亦能寒胃。

牡 蛎

咸寒。化痰软坚，清热除湿，止泄精、肠滑，小便多，盗汗，心痹病，赤白浊，崩带，疝瘕积块，瘰疬。

好古曰：牡蛎入足少阴，为软坚之剂。以柴胡引之，去胁下硬；以茶引之，消项上核；以大黄引之，消股间肿；以地黄为使，能益精收涩，止小便。

黄泥固济煅之。

珍 珠

镇安心神，点除目翳。

绢包，入釜中煮研。

海 蛤

咸平。主水肿，利大小肠，止喘呕咳逆，清热去湿，化痰消积及瘿瘤。

禽 部

鸭

味甘性平。主虚痨骨蒸。惟白毛黑嘴者方有奇功。取金肃水寒之象也。

嫩者毒，老者良。

乌骨鸡

北方之色，故补阴退热。若他色者最能动风助火。盖巽为鸡，感风木之化也。

鸡内金

乃肫内黄皮。男用雌，女用雄，即鸡膍胵也。主反胃吐食，大肠泄痢，小便频数，精滑崩带。

鸡屎白

乃雄鸡屎也。主胀满水肿，能下气，利大小便。此岐伯神方。大虚者，亦勿用。

鸡 卵

性平。精不足者，补之以气，故卵白能清气，治伏热目赤，咽痛诸疾。形不足者，补之以味，故卵黄能补血，治下痢、胎产诸疾。

五灵脂

甘温，肝经血分药也。主行血、散血、和血，而止胸膈、腹胁、肢节、肌肤一切痛症，亦可下气杀虫。凡血崩及女人血病，百药不效者，立可奏功，亦神药也。

多夹沙石，极难修治，研细酒飞，去沙石，晒干。

兽 部

阿 胶

甘平，肺肝药也。主吐血、衄血、淋血、尿血、肠风下痢，女人血枯崩带、胎产诸病，男女一切风病，水气浮肿，劳症咳嗽喘急，肺痿肺痈，润燥化痰，利小便，调大肠之圣药也。

蛤粉或糯米粉炒成珠。

牛　黄

苦平。清心化热，利痰凉惊，安神辟邪。

体轻气香，置舌上，先苦后甘，清凉透心者真。

虎　骨

辛温。追风定痛，健骨辟邪。

风从虎者，风，木也；虎，金也。木承金制，安得不从？故虎啸而风生，所以治风疴挛急，骨节风毒等症。

犀　角

苦酸寒，入阳明经。清胃凉心，辟邪解毒。理吐衄、肠风及蓄血发狂谵语、发班痘疹血热。

羚羊角

咸寒，专主肝症。平肝舒筋，明目定惊，清热解毒，散血下气。

羚羊属木，故入厥阴，同气相求也。

鹿　茸

咸温，肾经药也。补火助阳，生精益髓，强筋健骨，暖腰壮膝，固精摄便，安胎杀鬼。

鹿禀天地纯阳之气，气化浓密，其角自生至坚无两月之久，大者至二十余斤。凡物之生无速于此，故能强阳补骨，非他药可比也。

长大为角，与茸同功，力少逊耳。

麝 香

辛温。通诸窍，开经络，透肌骨，辟鬼邪，去三虫，攻风痰，辟恶梦，堕胎孕，止惊痫。

时珍曰：严氏言风病必先用麝香，丹溪谓风病、血病必不可用，皆非通论。盖麝香走窜，通诸窍之闭塞，开经络之壅滞。若诸风、诸气、诸血、诸痛、痫、瘕等病，经络壅滞，孔窍闭塞者，安得不用以开之、通之耶？非不可用也，但不可过耳。

獭 肝

甘温。主传尸劳极，鬼疰虫毒，上气咳嗽，杀虫止汗。

膃肭脐

咸热。益肾脏，壮阳事，补劳伤，破积聚。

入药用外肾而曰脐者，连脐取之也。毛色似狐，足形似狗，尾形似鱼，肾上两重薄皮裹其丸核，皮上有黄毛，一穴三茎。近来多伪者，不可不辨。

酒浸，炙捣。

人　部

发

味苦，性平。补真阴，通小便，消瘀血，止①新血，理咳嗽，固崩带。

牙　齿

咸热。除劳止疟，治乳痈未溃，痘疮倒黡。

时珍曰：人牙治痘陷，近称神品，然一概用之，贻害不浅。齿者，肾之标，骨之余也。痘疮毒自肾出，外为风寒秽气所触，腠理闭塞，血涩不行，毒不能出，变黑倒黡，宜用人牙，以酒、麝达之，窜入肾经，发出毒气，疮自红活。若伏毒在心而昏冒者，及气虚色白，痒塌不能作脓，热痱紫泡之症，宜解毒补虚。误用人牙，反成不救。

人中黄

即金汁也。主热病发狂，痘疮血热，劳极骨蒸，解一切毒。

用棕②皮绵纸铺黄土，浇粪淋土上滤取清汁，入新瓮内，碗覆，埋土中，经年取出。清如泉水，全无秽气，年久者弥佳。

---

① 止：疑为"生"之误。
② 棕：原作"粽"，据元禄本改。

小 便

咸寒。滋阴降火，止血和经，去瘀养新，定嗽消痰。童男者尤良。

时珍曰：小便入胃，随脾之气上归于肺，通调水道，下输膀胱，乃其旧路也。故能清肺，导火下行。

褚澄云：喉不停物，毫发必咳。血既渗入，愈渗愈咳，愈咳愈渗，惟饮溲溺，则百不一死。若服寒凉，则百不一生。

人中白乃溺器澄淀白垩也。煅过，水飞用。主降火，消血，止咳化痰，理咽喉口齿。

秋石，滋肾水，理虚痨，安五脏，润三焦，消痰嗽，退骨蒸。

秋月取童便十桶，每桶入皂荚汁一碗，竹杖搅千下，候澄去清留垩滤净，入锅熬干，刮下捣细，以秋露水煮化，筲箕内铺纸淋过，再熬，如此七次，其色如雪，方入罐内，铁盏盖定，盐泥固济，升打三炷香。取出再研，再如前升打。铁盏上用水徐徐擦之，水不可多，多则不结；又不可少，少则不升。从辰至未，退火冷定。盏上升起者，为秋冰，味淡而香，乃秋石之精英也，有滋肾固元，清痰退热之妙。其不升者，即秋石也，但能降火化痰而已。近时不择秋令，杂取人溺，尽失其道，奚取其名乎！

媒利①欺世，岂能应病！

人 乳

甘凉。补真阴，润枯燥，悦皮肤，充毛发，点目疾。

按：妇人之血，下为月经，上为乳汁，以人补人，功非渺小。世俗服者多泻，遂归咎于人乳，不知人乳若能发泻，则婴儿尽当脾泄矣。惟乳与食混进，便尔溏泄。大人饮食既多，又服人乳，何怪其泻？当夜半服之，昨日之食既消，明日之食未进，且阴分服阴药，正相宜也。服乳者，须隔汤热饮，若晒曝为粉，入药尤佳。

红 铅

味咸性温。救虚损，理沉疴，回生起死，返老还童，理女劳，复解箭疮毒。

按：《仙经》云：男子初生，纯乾体也，十六岁精通，则乾变而为离中虚。女子初生，纯坤体也，十四岁经生，则坤变而为坎中满。所以男子一身属阳，惟精属阴。女子一身属阴，惟经属阳。故曰：取将坎位中心实，补却离宫腹里虚，正谓是也。诚延龄至宝，却病神丹。然惟首经乃获灵奇，若是常经，仅堪补益。盖尝论之，水谷入胃，泌别熏蒸，化炼精微，上奉于肺，流溢于中，布散于外。中焦受汁，变化成赤，行于隧②道，以奉生身，是之谓血，命曰营气。妇人之经，上应太阴，下应潮汐，故有月事之称，又称经水，经者常也。又称天癸者，天一生水也。又称红铅者，铅于五金之中，独应北方之水也。凡患虚劳风蛊，神气败坏，命如悬丝，百药无功，独有斯方，

---

① 媒利：谋取利益。明宋濂《清风亭记》："吾之挺身御寇，不忘先世之明训尔，敢借是媒利耶？"媒，谋取，营求。

② 隧：原作"队"，据元禄本与《士材三书》本改。

真堪夺命。但修炼有法，服食有度，非宿有因缘者，未易遇也。

津 唾

主疮肿疥癣，皴疱，五更未语者，频涂擦之。又明目退翳，解毒辟邪。

人舌下有四窍，两窍通心气，两窍通肾液。心气流入舌下为神水，肾液流入舌下为灵液，溢为醴泉，聚为华池，散为津液，降为甘露，所以灌溉脏腑，润泽肢骸，故养生家咽津纳气，谓之清水灌灵根。能终日不唾，则精气常留，容颜不老。若多唾，则损精气，成肺疾，皮肤枯涸，故曰远唾不如近唾，近唾不如不唾。人有病，则心肾不交，肾水不上，故津液干枯。《难经》云：肾主五液，入肝为泪，入肺为涕，入脾为涎，入心为汗，自入为唾也。

范东阳云：凡人魇死，不得叫呼，但痛咬脚跟及拇指甲际，多唾其面，徐徐唤之自省。

黄震云：宗定伯夜遇鬼，问其所畏，曰：惟畏唾耳。急持之，化为羊。恐其变化，因大唾之，卖获千钱。故知鬼真畏唾也。

人 气

主下元虚冷，胸腹不快，骨节痹痛，令人更互呵熨，甚良。

按：火即是气，气即是火，两者同出而异名，故元气为真火。天非此火不能生物，人非此火不能有生。故老人、虚人与少阴同寝，借其熏蒸之益。杜诗云：暖老须燕玉，正此意也。但勿纵欲以丧宝耳。术家用童鼎数人，从鼻窍、脐中、精门三处，按法进气。谓之龙来帐里夺明珠，吐气冲开九窍；虎到坐前施勇猛，巽风鼓动三关。起必死之沉疴，握长生之要道。《续汉书》云：史循宿禁中，寒病发，求火不得。众口更嘘其背，寻愈。《抱朴子》云：人在气中，气在人中。天地万物，无不需气以生。善行气者，内以养生，外以却恶。从子至巳为生气之时，从午至亥为死气之时。常于生气时，鼻引清气，入多出少，气极乃微吐，勿令耳闻。习之无间，渐至口鼻无气，仅微微从脐中出入，此为胎息。善行气者，可避饥渴，可永年命，可行水面，可入水中，可却百病。以气嘘水则水逆流，嘘火则火遥灭，嘘沸汤则手可探，嘘金疮则血自止，嘘刃则锋不能入，嘘矢则镞不能伤，嘘犬则不吠，嘘虎则退伏。气本无形，神奇若此。道家取先天祖气，孟氏取善养浩然。气之于人，大矣哉。

天灵盖

治传尸鬼疰，邪疟。古人以掩暴骨为仁厚，方士取人骨为药饵，有仁心者固如是乎？犬且不食犬骨，而人食人骨，可乎？且以他药代之，何所不可？乃必欲用之，伤德甚矣。

紫河车

味咸性温。主男女虚损劳极，不能生育，下元衰惫。

《丹书》云：天地之先，阴阳之祖，乾坤之橐籥，铅汞之胚胎，九九数足，我则载而乘之，故名河车。崔行功云：胞衣宜藏天德、月德、吉方，深埋紧筑，令儿长寿。若为鸟兽所食，多病难育。此亦铜山西崩，洛钟东应，自然之理也。今蒸煮而食，独不思崔氏之禁乎？

男病用女胎，女病用男胎。米泔洗净，银针偏①刺透，童便、好酒各半，浸半日，揉洗极洁，收干水气，入铅盒中，加炼蜜半斤，仍将焊药焊固，入釜中煮三炷香，待别药俱完，取出搜和为丸，既不出气，又赖铅以制其毒，乃为神良。

脐 带

性温。补命门，充养气血，豫解胎②毒。

按：婴儿在母腹中，为胎所裹，口鼻不能通气，但有脐带通于母之肺系，母呼亦呼，母吸亦吸，直待出离母腹。团③地一声，脐带既剪，一点真元，属之命门。脐干自落，如瓜脱蒂。故《丹经》以脐为命蒂。

金 石 部

金 薄

辛平。镇邪祟，安魂魄，治癫痫。

生金有毒能杀人。用薄不得过二分。仲景紫雪方用赤金煎液，取其制肝风，降炎逆也。轻粉、水银所伤，非金莫疗。

---

① 偏：原作"编"，据元禄本与《士材三书》本改。
② 胎：元禄本作"痘"。
③ 团（huò 或）：用同"咄（duō）"，表示用力之声。

银　薄

性味主治皆同金薄，但金有毒，而银无毒耳。

自然铜

辛平。消瘀血，续筋骨，止痛排脓。不可多服。

铜　青

酸。走厥阴，故吐利风痰，明目，祛疳，杀虫。

铅

甘寒。属水入肾。秉北方癸水之气，阴极之精，其体重实，其性濡滑。故黑锡丹得汞交感，治上盛下虚，气升不降，发为眩晕、噎膈反胃，镇坠之性，有反正之功。但偏于阴降，不可多服。烧酒、醋酿成铅水，为降火神方。然亦禁久服。

黄　丹

体重，性沉，味兼盐矾。能坠痰去怯，治惊痫癫狂吐逆；能消积杀虫，治疳疾疟痢；能解热拔毒，长肉去腐，治恶疮肿毒。

铁　落

制肝下降。主善怒发狂、癫痫、惊邪客忤。

紫石英

甘温，手少阴、足厥阴血分药也。上能镇心，重可去怯也；下能益肝，湿可去枯也。心主血，肝藏血，性暖而补，故神不安、血不足、虚寒不孕者宜之。

朱 砂

甘，微寒，心经药也。养精神，安魂魄，辟邪魅，治癫痫，解诸毒，驱邪疟。朱砂禀离火之气，性反凉者，离中有阴也。纳浮溜之火，安君主之官，秉阳明之德，辟幽昧之邪，药中神圣也。形如箭镞、透明者佳。研细，水飞三次为度。

水 银

辛寒，有毒。镇坠痰气上逆，呕吐反胃；杀虫堕胎，下死胎。

水银乃至阴之精，禀沉着之性。得凡火煅炼，则飞腾灵变；得人气熏蒸，则入骨钻筋。近巅顶，则蚀脑而百节挛废；近阴茎，则阴消而痿败不兴。同黑铅结砂，则镇坠痰涎；同硫黄结砂，则拯救危病，在用之者合其宜尔。

轻 粉

辛温，有毒。治痰涎、积滞、鼓胀、毒疮，杀虫搜风。

按：轻粉乃盐矾炼水银而成，其气燥烈，其性走窜，善劫痰涎，消积滞。故水肿、风痰、湿热、杨梅毒疮服之，则涎从齿龈而出，邪郁暂开而愈。若服之过剂及用之失宜，则毒气被逼，窜入经络筋骨，莫之能出。变为筋挛骨痛，发为痈肿疳漏，经年累月，遂成废痼，因而夭枉者不可枚举。

银　朱

辛温，有毒。劫痰，破积，杀虫，其功与轻粉同，其害亦同也。厨人染食供馔，未知其害耳。

雄　黄

辛温，有毒，肝家药也。搜肝气，泻肝风，消涎积，解百毒，辟百邪，杀百虫，截邪疟，理蛇伤，能化血为水。

石　膏

甘寒，足阳明药也。除胃热，止阳明头额痛，日晡寒热，大渴引饮，中暑潮热，胃火牙疼，皮热如火。

元[①]素曰：能寒胃，令人不食，非腹有极热者，不宜轻用。

东垣曰：邪在阳明，肺受火邪，故用以清肺，所以有白虎之名。

孙兆曰：四月以后天气热时，宜用白虎。

壮盛人生用，虚人糖拌炒，恐妨脾胃。

滑　石

甘寒。利窍除热，清三焦，凉六腑，化暑气，通水肿，理黄疸，止诸血，解烦渴，厚肠胃。

时珍曰：滑石利窍，不独小便也。上能利毛腠之窍，

---

① 元：原无，据元禄本与《士材三书》本补。

下利精溺之窍。通上下，彻表里，故主治甚多。

小便利及精滑者禁之。

赤石脂

甘酸辛温。补心血，生肌肉，厚肠胃，除水湿，收脱肛。

好古曰：涩可去脱，石脂为收敛之剂，赤者入丙，白者入庚。

泻与痢新起者，勿骤用。

火煅。

炉甘石

阳明药也。受金银之气，故能平肝治目，清肿退赤，去烂除翳。

煅红，童便淬七次，研粉，水飞。入朱砂则不黏腻。

海 石

乃水沫结成，色白体轻，肺之象也。气味咸寒，润下之用也。故入肺除痰嗽而软坚，上源既清，故又治诸淋。

肝属木，当浮而反沉，肺属金，当沉而反浮，何也？肝实而肺虚也。故石入水则沉，而南海有浮水之石；木入水则浮，而南海有沉水之香。

阳起石

咸温。主下部虚寒，助阳种子。火煅，水飞。

磁　石

色黑，入肾，养肾，益精，明目，聪耳，镇惊①。

代赭石

止反胃，吐血，衄血，经不止，肠风泻痢，脱精，遗溺，小儿惊疳，女人崩漏②。

按：代赭入肝与心包，专主二经血分之病。仲景治汗吐下后心下硬、噫气，用旋覆代赭汤，取其重以镇虚逆，赤以养阴血也。

煅红，醋淬水飞。

砒　石

辛酸大热，大毒。主老痰诸疟，齁喘，癖积，蚀瘀腐，瘰疬。

砒已大热大毒，炼成霜其毒尤烈，人服至七八分即死，得酒顷刻杀人，虽绿豆冷水亦难解矣。入丸药中，劫齁喘痰疟，诚有立地奇功。须冷水吞之，不可饮食，静卧一日，即不作吐；少物引发，即作吐也。惟宜用生者，不可经火。

青礞石

咸平。破老痰坚积，止咳嗽喘急。

色青乃厥阴之药，肝木乘脾，土气不运，痰滞胸膈，宜其重坠，令木平气下，则痰症自愈。脾虚家不宜久服。

---

① 镇惊：原无，据《士材三书》本补。

② 漏：元禄本作"带"。

入罐打碎，礞石四两、硝石四两拌匀，火煅至消尽，石色如金为度。研细，水飞。

花乳石

主金疮出血，一切失血，妇人血晕，且化血为水，故虽有殊功，不敢多用。

煅研，水飞。

石　燕

利窍，行湿，通淋。目障，肠风，痔瘘，带下，磨汁饮之。难产，两手各握一枚，立出。

朴　硝

苦辛寒。一经煮炼即为芒硝。鼎罐升煅，即为玄明粉。主五脏积聚，久热胃闭，痰实血结，明目，堕胎。

《内经》云：热淫于内，治以咸寒。故承气汤用以软坚去实。

朴硝重浊，止堪涂傅。芒硝轻爽，可供走血荡肠之需。玄明更佳，然止于治病。服食则不可耳。

硫　黄

咸热，有毒。主命门火衰，阳气暴绝，阴症伤寒，阳道痿弱，老人虚秘，妇人血结，虚寒久痢，心腹积聚。

秉纯阳之精，益命门之火，热而不燥，能润肠结，亦救危神剂。故养正丹用之，常收起死之功。能化铅为水，修炼家尊为金液丹。

寇宗奭云：下元虚冷，真气将绝，久患泄泻，垂命欲尽，服无不效，但中病当便已，不可尽剂。

番舶者良，取色鲜洁者以莱菔剜空，入硫在内，合好糠火煨熟，去其臭气，再以紫背浮萍同煮消其火毒，又以皂荚汤淘去黑浆，一法绢袋盛碱水煮三日夜取出，清水漂净，用畏细辛、醋、诸血，土硫正可入疮科，不堪服饵。①

壬子之秋，余应试北雍，值孝廉张抱赤久荒于色，腹满如斗，参汤送金匮肾气丸，小便稍利，满亦差减，越旬日而腹满犹是，肢体厥逆，虽投前丸，竟无裨也，举家哀乱，惟治终事。抱赤泣而告曰：若可救我，当终其身父事之。余曰：即不敢保万全，然饵金液丹至数十粒，尚有生理。抱赤连服一百粒，小便遄②行，满消食进，更以补中、八味并进，遂获全安。故夫药中肯綮，如鼓应桴。世之抱是症，而不得援者众矣。亦有如抱赤之倾信者，几何人哉。况硫非治满之剂，只因元阳将绝，而参附无功，借其纯阳之精，令阴寒之滞见睍冰消尔。

白 矾

酸涩，性凉。主消痰燥湿，解毒止血，定痛止痢，除咽喉口齿诸病，虎、犬、蛇、蝎、百虫伤。能吐风热之痰

---

① 番舶者良……不堪服饵：此段原无，据《士材三书》本补。

② 遄（chuán 船）：频繁。

涩，以其酸苦涌泄也，治诸血痛、脱肛、阴挺、疮疡，以其酸涩而收也，治痰饮泻痢、崩带、风眼，以其收而燥湿也；治喉痹痈蛊蛇伤，取其解毒也。性能却水，多服损肺。

用药机要

医之神良，识病而已；病之机要，虚实而已。虚甚者必寒，实甚者必热，然常病易晓，变病难知。形衰神惫色夭，脉空而知其虚；形盛神鼓色泽，脉强而知其实，不待智者决也。至实有羸状，误补益疾；大虚有盛候，反泻含冤。阳狂与阴燥不同，蚊迹与发癍有别，自非洞烛玄微者，未易辨也。

居养有贵贱，年齿有老少，禀赋有厚薄；受病有久新，脏腑有阴阳，情性有通滞；运气有盛衰，时令有寒暄，风气有南北；六气之外客不齐，七情之内伤匪一，不能随百病而为变通，乃欲执一药而理众病，何可得也？故曰用古方治今病，譬犹拆旧料改新房，不再经匠氏之手，其可用乎？明于此者，始可与言医也矣。

药有君臣佐使，陶弘景以上品之药为君，及考《内经》曰：主病之谓君，佐君之谓臣，应臣之谓使，非上中下三品之谓也。张元素曰：为君者最多，为臣者次之，佐使又次之。由是而知陶为边见①。

药有七情：独行者，单方不用辅也；相须者，同类不可离也；相使者，我之佐使也；相恶者，夺我之能也；相

---

① 由是而知陶为边见：《士材三书》本作"由是而知陶为服食之说，则是治病之法为偏也"。

畏者，受彼之制也；相反者，两不相合也；相杀者，制彼之毒也；相畏相反同用者，霸道也；相须相使同用者，王道也。有经有权，因时势而斟酌也。

药有五味：苦者入心，直行而泄；辛者入肺，横行而散；酸者入肝，束而收敛；咸者入肾，止而软坚；甘者入脾，有和、有缓、有补、有泄，可上、可下、可内、可外，土味居中而能兼五行也。淡之一味，五脏无归，专入太阳而利小便。

药有四气：温者应春生之气而主发育，热者应夏长之气而主畅遂，凉者应秋收之气而主清肃，寒者应冬藏之气而主杀伐。故虚弱之人，不足之症，当以生长为先。壮实之人，有余之邪，当以肃杀为要。两者易而为治，是谓实实虚虚，损不足而益有余。如此死者，医杀之耳。

叔季之世，人民虚薄，受补者常多，受克者常少。故补中、还少，日就增多；承气、抵当，日渐减少。奈何？夫人之病十有九虚，医师之药百无一补，犹且矜独得之妙，夭枉者比比，终不悔悟，良可悲夫！

温暖之药，象类阳明君子，苟有过则人皆见之；寒凉之药，象类阴柔小人，国祚已移，人犹莫觉其非。

凡用滋补药，病不增即是减，内已受补故也；用克伐药，病不减即是增，内已受伐故也。

七方者：大、小、缓、急、奇、偶、复。

大方之说有三：有药力雄猛之大；有品味数多之大；

有分两数多之大。此治下焦，疗大病之法也。

小方之说有三：有病势轻浅，不必雄猛之小；有病在上焦，宜分两轻微之小；有病无兼症，宜君一臣二之小。

缓方之说有六：有甘以缓之之缓，有缓则治本之缓，有丸以缓之之缓，有品味众多之缓，有无毒治病之缓，有气味俱薄之缓。

急方之说有五：有急症须急治之急，有汤液荡涤之急，有毒药之急，有气味厚之急，有急则治标之急。

奇方之说有二：有独用一物之奇，有一、三、五、七、九之奇。奇方宜下不宜汗。

偶方之说有三：有两味配合之偶，有二方合用之偶，有二、四、六、八、十之偶。偶方宜汗不宜下。桂枝汗药，反以五味成奇。承气下药，反以四味成偶。岂临时制宜，当别有法乎？

复方之说有三：有二三方及数方相合之复，有本方之外复加他药之复，有分两均齐之复。王太仆以偶为复，今七方有偶又有复。岂非偶乃二方相合，复乃数方相合乎？

十剂者：宣、通、补、泄、轻、重、滑、涩、燥、湿。

宣剂，宣可去壅，生姜、橘皮之属。壅者，塞也；宣者，布也，散也。郁塞之病，不升不降，必宣布敷散之。如气郁有余，则香附、抚芎以开之，不足则补中益气以运之。火郁微则山栀、青黛以散之，甚则升阳解肌以发之。湿郁微则苍术、白芷以燥之，甚则风药以胜之。痰郁微则南星、橘皮以化之，甚则瓜蒂、藜芦以涌之。血郁微则桃仁、红花以行之，甚则或吐或下以逐之。食郁微则山楂、神曲以消之，甚则上涌下泄以去之，皆宣剂也。

通剂，通可去滞，通草、防己之属。滞者，留滞也。湿热留于气分而痛痹、癃闭，宜淡味下降，通利小便而泄气中之滞，通草是也。湿热留于血分而痛痹、癃闭，宜苦寒下引，通其前后而泄血中之滞，防己是也。

补剂，补可去弱，人参、羊肉之属。形不足者，补之以气，人参是也。精不足者，补之以味，羊肉是也。

泄剂，泄可去闭，葶苈、大黄之属。闭字作实字看，泄字作泻字看。实者泻之，葶苈泻气实而利小便，大黄泻血①实而通大便。

轻剂，轻可去实，麻黄、葛根之属。表闭者，风寒伤营，腠理闭密而为发热头痛，宜麻黄轻扬之剂发其汗，而表自解。里闭者，火热抑郁，皮肤干闭而为烦热昏瞀，宜葛根轻扬之剂，解其肌而火自散。上闭有二：一则外寒内热，上焦气闭，发为咽痛，宜辛凉以扬散之；一则饮食寒冷，抑遏阳气在下，发为痞满，宜扬其清而抑其浊。下实亦有二：阳气陷下，里急后重，至圊不能便，但升其阳而大便自顺，所谓下者举之也。燥热伤肺金，金气膹郁，窍闭于上，而膀胱闭于下，为小便不利，以升麻之类探而吐

---

① 血：原作“其”，据元禄本与《士材三书》本改。

之，上窍通则小便自利，所谓病在下取之上也。

重剂，重可去怯，磁石、铁粉之属。重剂凡四：有惊则气乱魂飞者，有怒则气上发狂者，并铁粉、雄黄以平其肝。有神不守舍而健忘不宁者，宜朱砂、紫石英以镇其心。有恐则气下而如人将捕者，宜磁石、沉香以安其肾。

滑剂，滑可去着，冬葵子、榆白皮之属。着者，有形之邪留着于经络脏腑，如屎溺、浊带、痰涎、胞胎、痈肿之类，宜滑药以去其留滞之物。此与通以去滞略相类而实不同。通草、防己淡渗，去湿热无形之邪；葵子、榆皮甘滑，去湿热有形之邪。故彼曰滞，此曰着也。

涩剂，涩可去脱，牡蛎、龙骨之属。脱者，气脱、血脱、精脱、神脱也。脱则散而不收，用酸涩温平以敛其耗散。夫汗出、便泄、遗溺皆气脱也；肠风、崩下、血厥皆血脱也；流精、骨痿，精脱也。牡蛎、龙骨、五味子、五倍子、诃子、粟壳、棕灰、石脂皆涩药也。如气脱，兼参、芪；血脱，兼归、地；精脱，兼龟、鹿。至夫脱阳者见鬼，脱阴者目盲，此神脱也，去死不远，无药可治。

燥剂，燥可去湿，桑皮、赤小豆之属。外感之湿，由于水岚雨露；内伤之湿，由于酒茶蔬果。夫风药可以胜湿，淡药可以渗湿，不独桑皮、赤豆也。

湿剂，湿可去枯，白石英、紫石英之属。湿字作润字看。枯者，燥也，血液枯而成燥。上燥则渴，下燥则结，筋燥则挛，皮燥则揭，肉燥则裂，骨燥则枯。养血则当归、地黄，生津则门冬、五味，益精则苁蓉、枸杞，不独石英为润剂也。

治热以寒，温而行之；治寒以热，凉而行之；治温以清，冷而行之；治清以温，热而行之。木郁达之，火郁发之，土郁夺之，金郁泄之，木郁折之。气之胜也，微者随之，甚者制之；气之复也，和者平之，暴者夺之，高者抑之，下者举之，有余折之，不足补之，坚者削之，客者除之，劳者温之，结者散之，留者行之，燥者濡之，急者缓之，散者收之，损者益之，逸者行之，惊者平之。又曰：逆者正治，从者反治。反治者，热因寒用，寒因热用，塞因塞用，通因通用，必伏其所主，而先其所用。其始则同，其终则异。可使破积，可使溃坚，可使气和，可使必已。又曰：诸寒之而热者取之阴，热之而寒者取之阳，所谓求其属以衰之也。

王太仆曰：粗工褊浅，学未精深，以热攻寒，以寒疗热，治热未已而冷疾已生，攻寒日深而热病更起，热起而中寒尚在，寒生而外热不除，欲攻寒则惧热不前，欲疗热则思寒又止。岂知脏腑之源，有寒热温凉之主哉。

《内经》曰：阴味出下窍，阳气出上窍。清阳发腠理，浊阴走五脏；清阳实四肢，浊阴归六腑。味厚为阴，薄者为阴中之阳；气厚为阳，薄者为阳中之阴。味厚则泄，薄则通。气薄则发泄，厚则发热。辛甘发散为阳，酸苦涌泄为阴。咸味涌泄为阴，淡味渗泄为阳。

元素曰：附子气厚，为阳中之阳；大黄味厚，为阴中之阴。茯苓气薄，为阳中之阴，所以利小便，入太阳，不离阳之体也；麻黄味薄，为阴中之阳，所以发汗，入手太阴，不离阴之体也。

肝苦急，急食甘以缓之_{甘草}，以酸泻之_{芍药}，实则泻子_{甘草}。肝欲散，急食辛以散之_{川芎}，以辛补之_{细辛}，虚则补母_{地黄}。心苦缓，急食酸以收之_{五味}，以甘泻之_{参、芪}，实则泻子_{甘草}。心欲软，急食咸以软之_{芒硝}，以咸补之_{泽泻}，虚则补母_{生姜}。脾苦湿，急食苦以燥之_{白术}，以苦泻之_{黄连}，实则泻子_{桑皮}。脾欲缓，急入甘以缓之_{甘草}，以甘补之_{人参}，虚则补母_{炒盐}。肺苦气，急入苦以泻之_{诃子}，以辛泻之_{桑皮}，实则泻子_{泽泻}。肺欲收，急食酸以收之_{芍药}，以酸补之_{五味}，虚则补母_{五味}。肾苦燥，急食辛以润之_{知柏}，以咸泻之_{泽泻}，实则泻子_{芍药}。肾欲坚，急食苦以坚之_{知母}，以苦补之_{黄柏}，虚则补母_{五味}。夫甘缓、酸收、苦燥、辛散、咸软、淡渗，五味之本性，一定而不变者也。或补或泻，则因五脏四时而迭相施用者也。温、凉、寒、热，四气之本性也。其余五脏补泻，亦迭相施用也。此特洁古因《素问》饮食补泻之义，举数药以为例耳。学者宜因其意，而充广变通之。

元素曰：五脏更相平也。一脏不平，所胜平之。

春宜辛温，薄荷、荆芥之类，以顺春升之气；夏宜辛热，生姜、香薷之类，以顺夏浮之气；长夏宜甘苦辛温，人参、白术、苍术、黄檗之类，以顺化成之气；秋宜酸凉，芍药、乌梅之类，以顺秋降之气；冬宜苦寒，黄芩[①]、知母之类，以顺冬沉之气。所谓顺时气而养天和也。

春省酸增甘以养脾气，夏省苦增辛以养肺气，长夏省甘增咸以养肾气，此防其太过也。

王好古曰：四时总以芍药为脾剂，苍术为胃剂，柴胡为肝剂，十一经皆取决于少阳，为发生之始故也。

补气用参、芪，气主煦之也；补血须归、地，血主濡之也。然久病积虚，虽阴血衰涸，但以参、芪、术[②]、草为主者，经所谓无阳则阴无以生也。是以气药有生血之功，血药无益气之理。夫气药甘温，法天地春生之令，而发育万物，况阳气充则脾土受培转输健运，由是食入于胃，变化精微，不特洒陈于六腑而气至，抑且和调于五脏而血生，故曰气药有生血之功也。血药凉润，法天地秋肃之令，而凋落万物，且黏滞滋润之性，在上则泥膈而减食，在下则滑肠而易泄，故曰血药无益气之理也。每见俗医，疗虚热之症，往往以四物汤，或同知、檗、芩、连而投之，脾土受伤，上呕下泄，至死不悟，幽潜沉冤，嗟何及矣？

药有宜陈者，枳实、橘皮、半夏、麻黄、吴茱萸、狼毒之类；药有宜新者，人参、白术、当归、泽泻之类，苟

---

① 黄芩：元禄本作"黄柏"。

② 术：原作"本"，据元禄本与《士材三书》本改。

不拣选，何效之有？诗云：老医迷旧病，朽药误新方，其谓是乎。

丸、散、汤、液，当顾名思义。汤者荡也，荡涤其邪锋。丸者缓也，缓养其正气。散者散也，解散其结塞。

下焦丸药宜大而坚；中焦次之；上焦宜小而松。如蒸饭面糊为丸，取其迟化；蒸饼稀糊，取其易化；滴水则尤为易化；炼蜜取其迟化；蜡丸取其难化。

制药贵得中，不及则无功，太过则损性。

煅则通红，炮则烟起，炒则黄而不焦，烘则燥而不黄。

酒制升提，盐制润下，姜取温散，醋取收敛。便制减其温，蜜制润其燥，壁土取其归中，麦麸资其谷气；酥炙者易脆，去瓤者宽中，抽心者除烦。

病在上焦者，先食而后药；病在下焦者，先药而后食。病在上者，不厌频而少；病在下者，不嫌顿而多。少服则滋荣于上，多服则峻补于下。

煎药用水，各有其宜。中虚者，当用春雨水，取其发生；火旺者，宜用冰雪水，取其阴寒气凝；血滞痰阻便闭者，宜急流水，取其行而不滞；失血遗精溺多肠泄者，宜井华水，取其止而不流；吐逆喘嗽胀满，宜东流水，取其顺下；阴不升阳不降者，宜甘澜水，取其调和。

煎药忌铜铁器，宜用银瓦器，令小心者看守，器须洁净，水须新汲。补药须封固，慢火久煎。利药须露顶，急火速就。热药宜冷服，冷药宜热服。上焦药，徐徐服；下焦药，急急服。

凡服膏子药，噙在口中，细细咽下，所谓病在上者，服药不厌频而少之意也。若汤调顿服，即非古人设膏子之意矣，何不随煎随服，乃用陈久之膏耶。

凡炼蜜，每斤加水四两，待熟掠去沫尽，炼至滴水不散为度，则经久不坏。

药滓再煎，殊非古法，味有厚薄，气有重轻。若取二煎，其厚且重者，尚有功力，其轻且薄者，已无余味，安在其君臣佐使之宜哉。

引经报使

手少阴心：黄连、细辛。

足少阴肾：独活、肉桂、知母、细辛。

手太阴肺：桔梗、升麻、葱白、白芷。

足太阴脾：升麻、苍术、葛根、白芍药。

手厥阴心包络：柴胡、牡丹皮。

足厥阴肝：青皮、柴胡、川芎、吴茱萸。

手太阳小肠：藁本、黄檗。

足太阳膀胱：羌活。

手阳明大肠：白芷、升麻、石膏。

足阳明胃：白芷、升麻、石膏、葛根。

足①少阳胆：柴胡、青皮。

手②少阳三焦：连翘、柴胡；上焦地骨皮；中焦青皮；下焦附子③。

---

① 足：原作"手"，据元禄本与《士材三书》本改。
② 手：原作"足"，据元禄本与《士材三书》本改。
③ 连翘……附子：《士材三书》本作"上，柴胡、连翘；中，青皮；下，地骨皮"。

总 书 目

本　草

药鉴

药镜

本草汇

本草便

法古录

食品集

上医本草

山居本草

长沙药解

本经经释

本经疏证

本草分经

本草正义

本草汇笺

本草汇纂

本草发明

本草发挥

本草约言

本草求原

本草明览

本草详节

本草洞诠

本草真诠

本草通玄

本草集要

本草辑要

本草纂要

识病捷法

药性纂要

药品化义

药理近考

食物本草

见心斋药录

分类草药性

本经序疏要

本经续疏证

本草经解要

青囊药性赋

分部本草妙用

本草二十四品

本草经疏辑要

本草乘雅半偈

生草药性备要

芷园臆草题药

新刻食鉴本草

类经证治本草

神农本草经赞

神农本经会通

神农本经校注

药性分类主治

艺林汇考饮食篇

本草纲目易知录

汤液本草经雅正

新刊药性要略大全

淑景堂改订注释寒热温平药性赋

方　书

医便

卫生编

袖珍方

仁术便览

古方汇精

圣济总录

众妙仙方

李氏医鉴

医方丛话

医方约说

医方便览

乾坤生意

悬袖便方

救急易方

程氏释方

集古良方

摄生总论

辨症良方

活人心法（朱权）

卫生家宝方

寿世简便集

医方大成论

医方考绳愆

鸡峰普济方

饲鹤亭集方

临症经验方

思济堂方书

济世碎金方

揣摩有得集

亟斋急应奇方

乾坤生意秘韫

简易普济良方

内外验方秘传

名方类证医书大全

新编南北经验医方大成

临证综合

医级

医悟

丹台玉案

玉机辨症

古今医诗

本草权度

弄丸心法

医林绳墨

医学碎金

医学粹精

医宗备要

医宗宝镜

医宗撮精

医经小学

医垒元戎

医家四要

证治要义

松厓医径

扁鹊心书

素仙简要

慎斋遗书

折肱漫录

丹溪心法附余

IV

叶氏女科证治
妇科秘兰全书
宋氏女科撮要
茅氏女科秘方
节斋公胎产医案
秘传内府经验女科

外科百效全书
外科活人定本
外科秘授著要
疮疡经验全书
外科心法真验指掌
片石居疡科治法辑要

儿 科

婴儿论
幼科折衷
幼科指归
全幼心鉴
保婴全方
保婴撮要
活幼口议
活幼心书
小儿病源方论
幼科医学指南
痘疹活幼心法
新刻幼科百效全书
补要袖珍小儿方论
儿科推拿摘要辨症指南

外 科

大河外科
外科真诠
枕藏外科
外科明隐集
外科集验方
外证医案汇编

伤 科

伤科方书
接骨全书
跌打大全
全身骨图考正

眼 科

目经大成
目科捷径
眼科启明
眼科要旨
眼科阐微
眼科集成
眼科纂要
银海指南
明目神验方
银海精微补
医理折衷目科
证治准绳眼科
鸿飞集论眼科
眼科开光易简秘本
眼科正宗原机启微